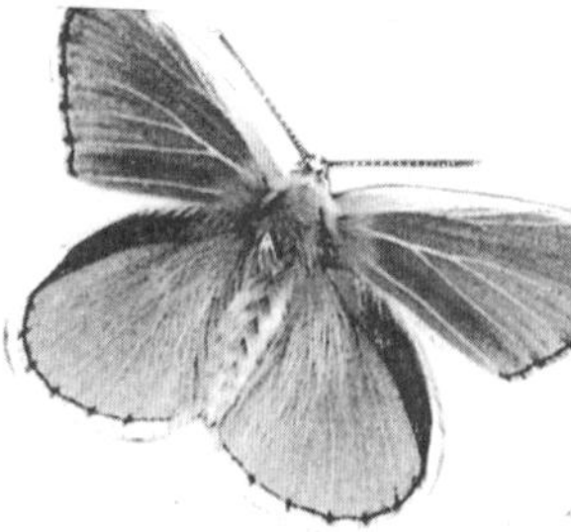

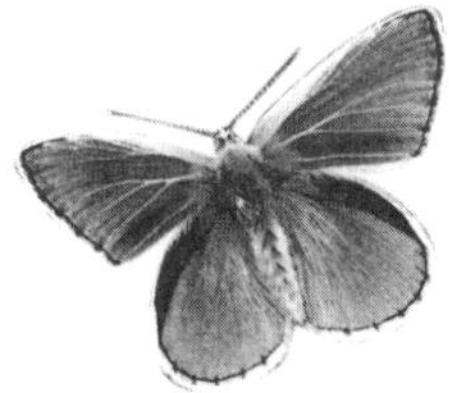

elfte woche

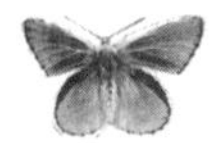

Christine Fehér

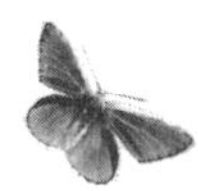

Sauerländer
aare

3. Auflage 2006

Sauerländer Verlag, Düsseldorf

Umschlaggestaltung: Kerstin Schürmann, formlabor, Hamburg
Printed in Germany
ISBN 3-7941-7041-5
www.patmos.de

Erster Teil

Verliebt

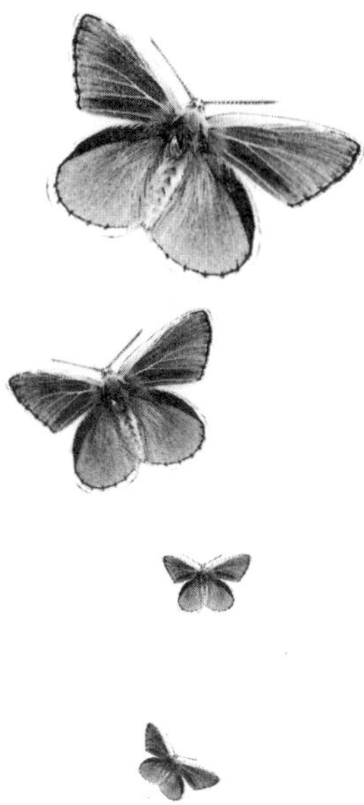

Carolin

»Carolin, wo hast du denn deine Augen!«, brüllt mein Vater von seinem Platz auf der Trainerbank, so laut, dass alle Spielerinnen es hören und bestimmt auch die Zuschauer. »Wenn du angespielt wirst, musst du rangehen und nicht erst gemütlich Kaffee trinken!«

Das weiß ich selber. Er braucht gar nicht immer gleich so loszumotzen. Dajana, unsere Spielführerin, die ich von allen aus der Mannschaft am liebsten mag, war eben im Ballbesitz und spielte zu mir; tatsächlich habe ich etwas zu spät reagiert, zum Glück hat Friederike die Situation gerettet. Ich stürme nach vorn, obwohl ich schon total aus der Puste bin und meine Füße sich anfühlen wie zwei riesige Knollen. Der Schweiß läuft mir in Rinnsalen den Rücken und den Bauch hinunter. Noch immer steht es 1:2, und es sind nur noch zehn Minuten zu spielen. Meine Mannschaft braucht ein Tor, und zwar schnell!

Zwei Verteidigerinnen dribble ich aus, und als ich sie hinter mir lasse und weiter stürme, ist dieses Gefühl zu fliegen wieder da, das ich so liebe und das ich nur beim Fußballspielen habe. Wie im Rausch und gleichzeitig vollkommen konzentriert fixiere ich Alina, die Torhüterin der Mannschaft aus Hohen Neuendorf, gegen die wir heute spielen. Sie ist nicht schlecht, doch bisher habe ich sie bei echten Torchancen noch jedes Mal ausgetrickst.

Für den Bruchteil einer Sekunde peile ich die linke obere Ecke an, Alina fällt prompt darauf rein und setzt zum Hechtsprung an, entschließt sich dann aber doch anders und springt nach links. Erst in diesem Augenblick schieße ich; seelenruhig versenke ich das runde Leder punktgenau in der Mitte des Netzes. Gleichstand, 2:2! Jetzt ist wieder alles möglich. Unsere ganze Mannschaft jubelt, von allen werde ich umringt und beglückwünscht, auch Papa springt auf und fällt mir lachend um den Hals. Sein vertrauter Geruch nach sportlichem Aftershave steigt mir in die Nase, so roch er schon, als ich noch ein ganz kleines Mädchen war. Früher hat er selbst Fußball gespielt, eine Zeit lang sogar in der Zweiten Bundesliga. Damals hat er mich oft zu seinen Spielen mitgenommen und mich überall stolz als sein »Maskottchen« präsentiert. Er freute sich riesig, als ich eines Tages verkündete, ich wollte selbst im Fußballverein spielen, und wenig später beendete er seine Spielerkarriere und baute meine Mädchenmannschaft bei Tennis Borussia auf. Seitdem ist Fußball unsere gemeinsame Leidenschaft, und dass ich zu den besten Spielerinnen der B-Jugend gehöre, verdanke ich ihm.

Als er mich wieder loslässt, renne ich mit ausgebreiteten Armen an der Tribüne vorbei und lasse mich vom Publikum feiern, genieße den Jubel und die strahlenden Gesichter der Zuschauer und wünsche mir, dieser Augenblick würde für immer anhalten.

Aber schon geht es weiter, nur noch sechs Minuten! Inzwischen hat Marie den Ball, rechts außen bietet sich Nora an, Marie gibt ab, Dajana wird im Strafraum von der linken Verteidigerin des Gegners gedeckt, auf mich achtet niemand. Vielleicht ist das meine Chance! Ich laufe vor bis in den Strafraum, es ist kein Abseits, jetzt sieht mich auch Nora und kickt den Ball zu mir rüber. An den drei Spielerinnen, die mich aufzuhalten versuchen, dribbele ich vorbei, irgendjemand rast auf mich zu, Alina läuft aus dem Tor. Im selben Augenblick spüre ich einen harten Stoß in meinem linken Fußknöchel, einen Wimpernschlag lang dreht sich der Himmel über mir, weil ich mich ein paar Mal überschlage, dann liege ich am Boden, kühles, stoppeliges Gras drückt sich in mein Gesicht, der Duft des frisch gemähten Rasens fliegt wie ein Schatten auf mich zu und wieder fort, ein kleiner Brocken Erde bleibt zwischen meinen Zähnen kleben. Ich spucke ihn aus.

»Foul! Neunmeter!«, höre ich jemanden rufen, über mir oder irgendwo in der Ferne. Mein Knöchel tut so weh, dass es mir vorkommt, als wäre alles gelb vor meinen Augen. Ich will nicht aufstehen, wälze mich auf dem Rasen. Erst als Papa kommt und irgendetwas Kühles auf die schmerzende Stelle legt, blinzele ich vorsichtig durch meine geschlossenen Wimpern. Dort, wo sich über Jahre hinweg Blinzelfältchen um seine Augen gebildet haben, ist die Haut weiß, er lächelt nicht. Sein dunkelblondes, kurz geschnittenes Haar ist im Nacken schweißgetränkt, und sein Atem geht keuchend, als wäre er mit uns über den Fußballplatz gejagt, so wie der Schiedsrichter.

»Du hättest abgeben müssen«, sagt er und dreht langsam meinen Fuß hin und her, um die Beweglichkeit zu prüfen. »Friederike stand frei. Sie wird auch gleich schießen. Kannst du aufstehen?«

Ich nicke mit zusammengebissenen Zähnen, es geht leichter, als ich dachte. Mein Knöchel ist zum Glück kaum geschwollen. Vorsichtig gehe ich ein paar Meter, versuche zu hüpfen, Dajana und Eva lächeln mir aufmunternd zu. Friederike tänzelt schon erwartungsvoll hin und her, dann legt sie sich den Ball zurecht, fixiert Alina im gegnerischen Tor mit zusammengekniffenen Augen und läuft an.

Auf dem ganzen Fußballplatz herrscht atemlose Stille, doch dann geht ein enttäuschtes Raunen durch die Zuschauer und meine Mannschaft. Der Ball knallt gegen die Latte und zurück vors Tor. Alina braucht ihn nur noch auf den Arm zu nehmen wie ein Baby. Ich sehe, dass Friederike mit den Tränen kämpft, einige Mädchen aus unserer Mannschaft rufen vorwurfsvoll ihren Namen, die Spielerinnen von Hohen Neuendorf atmen erleichtert auf. Aber noch ist nichts verloren. Ich laufe zu Friederike und klopfe ihr tröstend auf die Schulter, denn ein verpatzter Neuner ist nicht so leicht zu verkraften. Aus dem Augenwinkel sehe ich, dass Papa von seiner Trainerbank aufgesprungen ist und mit rotem Gesicht irgendetwas ruft, doch ich stelle mich so, dass Friederike ihn nicht sieht.

»Denk nicht mehr dran«, rede ich auf sie ein. »Das kann jedem passieren. Wir sind trotzdem die stärkere Mannschaft, komm, wir schaffen es noch!«

Tatsächlich hat Friederike nun keine Zeit mehr, sich zu grämen, denn die Hohen Neuendorferinnen versuchen sofort anzugreifen. Eva nutzt eine kurze Unaufmerksamkeit der gegnerischen Mittelfeldspielerin aus und schießt aus großer Entfernung aufs Tor. Das kann nicht gut gehen. Eine Verteidigerin spielt den Ball mit einem gekonnten Fallrückzieher in hohem Bogen übers Tor. Ecke für uns!

Dieses Mal tritt Dajana, im optimalen Winkel zum Tor zielt sie auf mich, doch der Ball rutscht ihr vom Spann weg und fliegt nicht genau dort hin, wo er hinsollte. Ich muss schnell reagieren, also drehe ich mich halb nach links und springe hoch, gerade noch spüre ich den Ball auf meinen Hinterkopf treffen. Ich wage kaum hinzuschauen, aber nach ein paar Sekunden riskiere ich doch einen Blick. Er ist drin! 3:2 für uns, wir liegen in Führung. Dajana, Eva und alle anderen erdrücken mich fast vor Freude, dann fühle ich plötzlich, wie meine Füße sich vom Boden lösen. Auf zwanzig Armen werde ich über den Fußballplatz getragen wie auf einer Sänfte, der Beifall des Publikums hebt mich noch ein Stück höher. Der Schiedsrichter lässt wegen des Fouls ein paar Minuten nachspielen, doch endlich schrillt der Schlusspfiff über den Platz. Mit einem lauten Schrei reiße ich meine Arme hoch und sinke in die Knie. Wir haben gewonnen!

»Das muss gefeiert werden!«, jubelt Dajana nach der Siegerehrung im Umkleideraum, drückt jeder aus unserer Mannschaft einen dicken Schmatzer auf die Wange und mir sogar zwei. »Carolin, reserviert dein Vater uns einen Tisch in der Piazza Italiana? Frag ihn doch!«

Irgendjemand drückt mir eine Sektflasche in die Hand, ich nehme einen kleinen Schluck, der Spumante rinnt lauwarm prickelnd und süß meine Kehle hinunter, während ich die Flasche weiterreiche. »Lieber nicht«, antworte ich so leise, dass sich Dajana zu mir herüberbeugt, um mich besser zu verstehen. »Ich könnte gar nicht mitkommen, und ich fürchte, ohne mich will er auch nicht feiern.«

»Ist dein Fuß wieder schlimmer geworden?« Dajana sieht besorgt an mir herunter. »Dann ist es wohl wirklich besser, wenn du ihn zu Hause hochlagerst und kühlst.«

Ich schüttele den Kopf und bücke mich, um meine Fußballschuhe aufzuknoten. »Dem Fuß geht es etwas besser«, beruhige ich sie und spüre, dass ich rot anlaufe. »Aber ich bin heute zu einer Party eingeladen. Mir ist jetzt schon ganz schlecht.«

Dajana sieht mich an, als wollte ich mitten im Hochsommer zum Eisangeln gehen oder meinen eigenen Urgroßvater heiraten. »Du hast Herzflattern, weil du auf eine Fete gehst?«

»Wenn wir nächstes Mal auch wieder gewinnen, gebe ich einen aus«, verspreche ich. »Aber heute … nachdem ich Bianca fest versprochen habe mitzukommen, muss ich da durch. Sie flippt aus, wenn ich jetzt kneife!«

»Ist schon gut.« Dajana klopft mir auf die Schulter. »Logisch, dass du lieber zur Fete gehen willst, da sind wenigstens Jungs. Nicht so ein Kloster wie das hier!« Mit einer ausladenden Handbewegung zeigt sie auf all die Mädchen aus unserer Mannschaft, die einander noch immer lautstark und mit leuchtenden Augen unsere besten Spielszenen in Erinnerung rufen.

»Das ist ja gerade das Problem«, sage ich. »Bianca ist die reinste Flirtkanone, und ich habe das überhaupt nicht drauf. Auf solchen Partys komme ich mir vor wie ein Mauerblümchen.«

Dajana wirft einen prüfenden Blick in den Spiegel über der Umkleidebank und zupft ihren modischen blonden Fransenschnitt in Form, reibt Gel in die Haarspitzen, bis sie glänzen, und zwirbelt sie zum Gesicht hin. Ich habe sie schon immer bewundert; sie ist nicht nur eine klasse Spielerin, sondern dabei auch immer fair, und in der Schule soll sie noch dazu unter den Klassenbesten sein. Mir hat sie mal erzählt, was sie an Wissen nicht draufhätte, würde sie damit wettmachen, dass sie immer ihre Meinung vertritt.

»Wegen der Jungs dort musst du doch nicht nervös werden«, sagt sie. »Mach dir bloß nicht die ganze Zeit einen Kopf, wie du auf sie wirkst und ob du hübsch genug bist. Viel wichtiger ist, dass du Spaß hast, und den hast du dir heute verdient. Und wenn dann einer *dir* gefällt – umso besser! Der kann sich doch glücklich schätzen, wenn er dich bekommt.«

Als ich nicht antworte, mustert sie mich mit einem so durchdringenden Blick, dass ich mich schnell über meine Tasche beuge, die Schienbeinschützer müssen noch rein, meine Haarbürste, das Duschgel. Von der Umkleidebank gegenüber dringt das erneute Knallen eines Sektkorkens durch lauten Jubel zu uns durch. Einen Augenblick lang überlege ich, ob ich nicht doch lieber mit der Mannschaft feiern soll. Ich habe keinen blassen Schimmer, was ich zu Jasmins Fete anziehen soll – es ist eine Ewigkeit her, dass ich zum letzten Mal zu einer Party eingeladen war. Doch schließlich stehe ich mit einem unterdrückten Seufzer auf und hänge mir meine Sporttasche über die Schulter.

»Ich muss los«, erkläre ich und gebe Dajana die Hand. »Wir sehen uns also nächste Woche beim Training!«

Draußen eile ich sofort zu unserem Auto, doch Papa ist noch nicht da. Mist, Bianca ist sicher schon ungeduldig, hoffentlich ist wenigstens Mama da und hat sie reingelassen, so dass sie in meinem Zimmer warten kann. Mit klopfendem Herzen ziehe ich mein Handy aus der Jackentasche und werfe einen Blick auf das Display, doch es ist keine Nachricht von ihr drauf. Fieberhaft beginne ich, eine SMS in die Tastatur zu tippen.

Zehn Minuten später kommt Papa. Er strahlt fast so jungenhaft wie auf dem Foto von seiner und Mamas Hochzeit vor sechzehn Jahren, das in unserem Wohnzimmer im Bücherregal steht, nimmt mich noch einmal in die Arme und wirbelt mich im Kreis herum.

»Zwei Tore!«, ruft er und schüttelt immer wieder lachend den Kopf, während er den Kofferraum aufschließt und seine Sporttasche schwungvoll hineinwuchtet. »Ich sag's ja immer, meine Tochter wird die neue Birgit Prinz*!« Dann nimmt er mir meine Tasche ab und stellt sie dicht neben seine, ehe er nach vorn geht und die Türen öffnet. Den ganzen Nachmittag lang hat eine warme Septembersonne auf unser Auto geschienen, im Innenraum kann man kaum atmen. Ich kurbele mein Fenster einen kleinen Spalt herunter, um frische Luft hereinzulassen.

* Stürmerin der Deutschen Frauen-Nationalmannschaft, Weltmeisterin 2003

»So gut wie die Prinz werde ich nie«, winke ich ab. »Und mein Kopfball wäre beinahe in die Hosen gegangen.«
Papa steuert den Wagen aus der Parklücke und beschleunigt, sobald wir auf der Hauptstraße sind. »Es ist nicht gut, wenn du so an deinen Fähigkeiten zweifelst«, gibt er zu bedenken. »Du hast ein Talent, Carolin, wie es unter Mädchen nur ganz selten zu finden ist, und heute hast du es erneut unter Beweis gestellt. Dass du selbst bei einem Freundschaftsspiel so viel Ehrgeiz zeigst, imponiert mir. Du glaubst gar nicht, wie stolz ich auf dich bin!« Er lächelt mich an und tätschelt mir die Wange.
Ich lehne meinen Kopf an seine Schulter, während er fährt. »Habe ich jetzt einen Wunsch frei?«
»Klar«, antwortet er, nimmt seine linke Hand vom Lenkrad und wuschelt mir durchs Haar. »Lass mich raten! Du möchtest einen schicken neuen Trainingsanzug. Oder lieber ein Ticket für irgendein Spiel der Frauen-Bundesliga?«
»So etwas Großes muss es gar nicht sein«, antworte ich. »Ich möchte bloß heute Abend mit Bianca zu einer Party gehen und bis nach Mitternacht dort bleiben.«
Ein Mofafahrer biegt von links in unsere Straße ein, ohne die Vorfahrt zu beachten, Papa bremst ruckartig und zieht seine Hand wieder weg, um einen Gang herunterzuschalten. Zum Glück kommt kein Gegenverkehr.
»Bis nach Mitternacht?«, wiederholt er, als wir wieder ruhig geradeaus fahren. »Bist du sicher, dass das gut für dich ist nach so einem harten Spiel?«
»Ich besaufe mich nicht, ich rauche keine Zigaretten und schmeiße keine Drogen ein. Ich will einfach nur mit den anderen aus der Schule Jasmins Sechzehnten feiern. Das ist kein Kindergeburtstag, kein normaler Mensch geht da schon um

zehn nach Hause! Ich will nicht deswegen auch noch ausgelacht werden.«
»Warum sollte dich jemand auslachen? Bestimmte Dinge lassen sich mit ernsthaftem Sport nun mal nicht vereinbaren.«
»Ich habe uns zum Sieg geführt, Papa«, erinnere ich ihn mit eindringlicher Stimme. »Du hast doch selbst gesagt, dass ich immer mein Bestes gebe.«
Papa lächelt etwas gequält. »Ich will dir auch gar nicht den Spaß verderben«, räumt er ein. »Aber was ist, wenn du heute Abend einem Jungen den Kopf verdrehst? Was wird dann aus deiner Fußballkarriere?«
»*Davor* hast du Angst?« Ich schlage mir mit der flachen Hand gegen die Stirn und lache laut, obwohl ich gleich an Dajanas Worte denken muss. »Träum weiter, Papa, auf die Luft brauchst du nicht eifersüchtig zu sein! Hinter mir war noch nie einer ernsthaft her, und wenn ich die schöne Bianca im Schlepptau habe, schon gar nicht.«
Als ich bemerke, dass Papa nicht mitlacht, verstumme ich. Der Sekundenzeiger an meiner Armbanduhr springt zweimal um das ganze Zifferblatt herum, ohne dass einer von uns etwas sagt. Papa hat mir die Uhr letztes Jahr nach einem gewonnenen Turnier geschenkt, eine Sportuhr, wasserdicht und stoßfest, mit Countdown- und Stoppuhrfunktion. Bianca hat damals den Kopf geschüttelt und mir ihre gezeigt, klein und flach und mit einem winzigen Strasssteinchen auf dem Uhrglas. Aber ich mag meine lieber.
»Ich finde, elf Uhr genügt«, bestimmt Papa schließlich. »Noch bist du selbst keine sechzehn, und Bianca versteht bestimmt, dass du nach einem so grandiosen Spiel ausgepowert bist.«
»Dann eben um elf«, sage ich und unterdrücke ein Seufzen. Wenn ich jetzt nicht nachgebe, gibt es eine Grundsatzdiskus-

sion, und ich kann Bianca unmöglich noch länger schmoren lassen. Bis um elf ist besser als gar nichts. »Gibst du mir morgen eine Trainingsstunde? Ich könnte noch ein bisschen an meinem Kopfball arbeiten!«

»Das ist meine Tochter!« Wie angeknipst erscheint Papas Strahlen wieder auf seinem Gesicht. So sieht er viel netter aus. »Fahren wir um zehn Uhr zum Sportplatz, gleich nach dem Frühstück«, schlägt er vor. »Also feiere nicht zu wild!«

»Na endlich!«, stöhnt Bianca, als ich in mein Zimmer stürme und die Sporttasche aufs Bett wuchte. »Ich warte hier schon seit über einer halben Stunde! Was sagst du?« Sie deutet auf ihr knappes Top, unter dem ein silbernes Bauchnabelpiercing hervorblitzt, dann auf ihre langen, in drei verschiedenen Blondtönen gesträhnten Haare, die sie mit Papilloten zu tollen Locken gedreht hat, ihre zartrosa schimmernden Lippen, die neuen Sneakers.

»Wir haben gewonnen!«, zwitschere ich und wirbele meine Freundin im Kreis herum wie Papa vorhin mich. »Und du siehst toll aus wie immer! Tut mir Leid, dass es so spät geworden ist, im Umkleideraum tobte der Bär nach dem Spiel, und dann hatte ich ein kleines Wortmatch mit Papa wegen heute Abend. 3:2 für uns, und zwei Tore waren von mir! Bist du stolz auf mich?«

»Lass dich doch nicht immer so unterbuttern!« Bianca kramt in ihrer Handtasche nach Schminksachen, sie weiß genau, dass ich selber nichts habe außer einem schwarzen Kajal und einem leicht getönten Lippenpflegestift. Kopfschüttelnd sieht sie mir zu, als ich meine Stereoanlage einschalte und einen Musiksender suche. »Seit wann besteht das Leben denn nur aus Mädchenfußball? Du spielst schon seit deinem achten Lebensjahr, aber jetzt bist du bald doppelt so alt! Dein Vater muss begreifen, dass du erwachsen wirst, dass du noch mehr vom Leben willst als immer nur kicken! Tanzen, Jungs kennen lernen, tolle Klamotten anziehen, flirten! Du wirst eine Frau, also mach dich unabhängig von ihm!« Mit heftigen Bewegungen bearbeitet sie meine Augenlider, immer wieder taucht sie ein winziges Schwämmchen in einen kleinen Tiegel mit silbrigem Puder und betupft mich damit. Ich werde aussehen wie ein Clown.

»Da verstehst du was falsch«, erwidere ich und werfe mein durchgeschwitztes Trikot, die Shorts und die Stutzen auf den Fußboden. »Ich liebe Fußball! Und Papa ist einfach ein klasse Trainer, er glaubt an mich. Was ist mit dir?«, frage ich, um vom Thema abzulenken. »Hast du schon Gitarre geübt?«

»Ich hab's versucht.« Jetzt pinselt Bianca meine Wangen mit Rouge an. »Aber es hat sich so brutal angehört, dass meine Mutter hereingestürmt kam und zeterte, der arme Jimi Hendrix würde sich im Grabe umdrehen, wenn er mich hörte. Marcel kommt heute Abend nämlich auch, weißt du! Ich kann an nichts anderes denken als an ihn, also habe ich es gelassen. Wenn er sich heute in mich verliebt«, Bianca lässt endlich von mir ab und dreht sich vor dem Spiegel meines Kleiderschranks wie eine Waldfee, »werde ich dafür morgen umso virtuoser spielen, wie eine Nachtigall, es wird klingen wie einst das Liebeslied der Julia auf ihrem Balkon, unter dem Romeo nach ihr schmachtete ... Du hättest auch nicht Fußball spielen sollen. Manchmal hat man eben einfach anderes im Kopf!«

»Ich war aber gut«, wiederhole ich. »Und statt zu meckern, sag mir lieber, welche Hose ich anziehen soll!« Verzweifelt zerre ich eine Jeans nach der anderen aus meinem Kleiderschrank, nur um sie gleich darauf wieder hineinzustopfen. »Die sehen alle so stinknormal aus, ich habe überhaupt nichts Abgefahrenes.«

»Nimm was Weibliches«, schlägt Bianca vor und zieht den einzigen Rock heraus, den ich besitze, einen wadenlangen Cargorock aus schwarzem Satin. »Darunter sieht man deine Fußballerbeine nicht so.«

»Vielen Dank, sehr schmeichelhaft«, fauche ich, doch ich weiß, dass sie es nicht böse meint. Schnell fische ich noch ein sauberes weißes T-Shirt heraus und ziehe mich um. Erst danach wage ich einen zögerlichen Blick in den Spiegel.

Ich vergesse fast zu atmen. Bianca muss gezaubert haben. Sie hat mich schon öfter geschminkt, aber noch nie so perfekt. Ich sehe kein bisschen wie ein Clown aus, sondern wie eine Carolin Sibetzki, die endlich mal ins rechte Licht gerückt ist. Meine Augen wirken groß und ausdrucksvoll, die Lippen fast ein wenig verführerisch, aber nicht übertrieben. Nur meine dunkelbraunen Haare stehen noch ziemlich wirr vom Kopf ab; ich drehe sie schnell zu einem Zopf und stecke sie hoch, nur an den Seiten lasse ich ein paar lässige Strähnen heraushängen. Solange es unterwegs nicht regnet und sie sich dann wie blödsinnig kräuseln, wird es gehen. Mit einem verheißungsvollen Lächeln greift Bianca nach meinem Handgelenk und sprüht einen feinen Parfumnebel auf meinen Puls; als ich vorsichtig daran schnuppere, tauchen Bilder von Mangofrüchten, Melonen und üppigen Fliederbüschen vor mir auf.

An meiner Zimmertür klopft es, meine Mutter steckt den Kopf herein. Ihre Augen weiten sich, sobald ihr Blick auf mich fällt.

»Hey, hey!«, ruft sie und mustert mich von oben bis unten. »Du siehst ja richtig schick aus, Carolin! Geht ihr jetzt?«

»Wir sind schon spät dran.« Ich nicke ihr zu und helfe Bianca, die Kosmetiksachen wieder zu verstauen. »Wenn wir nicht bald

da erscheinen, tanzt ein gewisser Marcel noch mit einer anderen, und Bianca dreht durch!«
»Gut.« Mama geht einmal längs durch mein Zimmer und öffnet das Fenster in Kippstellung. »Sonst hätte ich euch nämlich gebeten, die Musik leiser zu drehen. Sobald ich Janni ins Bett gebracht habe, will ich unbedingt noch was lesen, für den Job, um den ich mich bewerben will. Deinem Vater mit seiner Stereoanlage habe ich auch schon Kopfhörer verpasst. Sonst kann ich mich nicht konzentrieren.«
»Du hast gleich sturmfreie Bude.« Ich drücke ihr einen Kuss auf die Wange und werfe noch einen letzten prüfenden Blick in den Spiegel. »Jedenfalls fast. Hoffentlich bekommst du den Job!«
Als wir am Wohnzimmer vorbeigehen, sieht Papa von der tiefen Schublade im Wohnzimmerschrank auf, in der er irgendetwas zu suchen scheint, ich höre, wie auch er die Luft anhält, als sein Blick auf mich fällt. Sogar seinen Kopfhörer setzt er ab, als könnte man meinen neuen Look auch hören.
»Komm nicht zu spät wieder«, erinnert er mich.
»Vertrau mir doch endlich mal«, entgegne ich, Biancas Blick in meinem Rücken spürend.
Mama legt einen dünnen Stapel Papiere auf unseren Esstisch und setzt ihre Lesebrille auf, während mein kleiner Bruder Jan sich mit seinen Malstiften breit macht, die ich ihm vor ein paar Wochen zu seinem fünften Geburtstag geschenkt habe. Er ist frisch gebadet und hat schon seinen grünen Frotteeschlafanzug an, ich gehe zu ihm und schnuppere an seinen feuchten Haaren. Janni duftet nach Creme, Erdbeerzahnpasta und fruchtigem Kindershampoo. Wenn Mama arbeiten will, könnte Papa ruhig auch mal mit ihm spielen. Doch er sitzt noch immer am selben Fleck und starrt mich etwas missmutig an.

»Carolin geht so selten mal aus«, pflichtet Mama mir bei. »Ein junges Mädchen will doch was erleben! Mach ihr das nicht immer mies, Matthias.« Sie schaltet die Hängelampe über dem Tisch ein, gibt Jan ein Blatt Papier und will sich schon hinsetzen, doch plötzlich scheint ihr ein Gedanke zu kommen. Mit beschwingtem Schritt tritt sie hinter Papa, legt die Arme um ihn und schmiegt ihre Wange an seine. »Wir waren übrigens auch schon lange nicht mehr im Kino oder zum Tanzen! Soll ich Frau Springer nebenan fragen, ob sie ab und zu nach Jan sehen kann, wenn er eingeschlafen ist? Dafür würde ich glatt meine Arbeitsstunde noch mal verschieben.«

»Nein!«, schreit Jan und zerknüllt das Bild, das er gerade angefangen hat zu malen. »Du sollst hier bleiben, Mama!«

Papa dreht die Lautstärke am Kopfhörer hoch und setzt ihn sich wieder auf. »Du hörst, was der wichtigste Mann in deinem Leben dazu sagt«, antwortet er mit leicht abwesendem Lächeln und greift nach einer leeren CD-Hülle. »Mach dir deshalb keine Gedanken, Schatz. Morgen früh muss ich ausgeruht sein. Carolin hat ein wichtiges Training.«

Als wir bei Jasmin ankommen, ist die Tanzfläche im Hobbykeller ihrer Eltern schon voll. Aus riesigen Boxen der Stereoanlage dröhnt Hip-Hop, Flackerlicht färbt die Gesichter der Tanzenden abwechselnd grün, blau und rot oder zerhackt ihre Bewegungen, als wären sie Roboter. Ringsum liegen Matratzen, auf denen ein paar Gäste hocken, dichter Zigarettenrauch brennt mir in den Augen und lässt alles halb verschwinden wie hinter einem Nebelschleier. Bianca und ich halten in dem Gewühl nach Jasmin Ausschau, um ihr zum Geburtstag zu gratulieren, doch sie ist nirgends zu entdecken. Schließlich fragt Bianca einen hoch aufgeschossenen, dünnen Jungen nach ihr, der allein im Türrahmen zur Küche steht. Ich habe ihn noch nie gesehen, ich glaube, auf unsere Schule geht er nicht. Ohne ein Wort zu sagen oder wenigstens zu lächeln, deutet er mit der Hand in die dunkelste Ecke des Raumes, man erkennt kaum seine Augen hinter den dunkelblonden Haaren, die ihm in langen Strähnen ins Gesicht fallen. Bianca sieht ihn verwundert an. Seit langem ist er der erste Junge, dem bei ihrem Anblick nicht gleich die Augen aus dem Kopf fallen. Mit seiner Schlabberjeans, dem lässigen schwarz-grau karierten Hemd und dem unbewegten Gesicht wirkt er eher so, als wäre ihm alles egal. Als könnte man ihn zwischen eine ganze Schulklasse nackter Mädchen setzen, ohne dass er irgendeine Regung zeigen würde. Vielleicht ist er schwul.

»Der wollte wohl zu 'ner Beerdigung und hat sich verlaufen«, lästert Bianca, als wir der Richtung folgen, in die der Junge gedeutet hat. Ich antworte mit einem Nicken, drehe mich aber unauffällig noch einmal nach ihm um; als ich seinen Blick treffe, schaut er weg. Mir fällt auf, dass er eine ganz schmale, feine Nase hat, fast wie ein Mädchen. Ob er wohl Sport treibt? Basketball würde zu ihm passen oder Stabhochsprung. Oder gar nichts. Nach Fußball sieht er jedenfalls nicht aus.

Dann entdeckt Bianca das Geburtstagskind. Eng an einen Jungen geschmiegt sitzt Jasmin auf einer Matratze, beide haben beim Küssen die Augen geschlossen, eine Hand hat er unter ihr Top geschoben und streichelt sie, mit der anderen fährt er langsam an ihrem Oberschenkel auf und ab. Ich spüre, wie sich eine seltsame Mischung aus Sehnsucht und Verlegenheit in mir ausbreitet, lege lautlos mein eingewickeltes Geschenk neben die beiden, trete eilig ein paar Schritte zurück und lasse mich auf ein Sitzkissen am anderen Ende der Wand sinken. Ich will die beiden nicht so anstarren, dennoch gleitet mein Blick immer wieder zu ihnen hinüber, für einen kurzen Moment sehe ich im Halbdunkel ihre feucht glänzenden Zungen, die sich beim Küssen umeinander winden wie zwei Schnecken bei der Paarung. Als ich mich abwende, steht Bianca wieder vor mir, packt mich am Arm und zieht mich hoch auf die Tanzfläche.

»Zeig dich ein bisschen, Carolin!«, schreit sie mir durch die Musik hindurch ins Ohr. »Wir sind doch nicht hergekommen, um auf dem Sofa zu sitzen!«

»Ich kann nicht tanzen!«, schreie ich zurück, dabei muss ich lachen über Biancas Hartnäckigkeit. Mit ihr ist es nie langweilig.

»Na und?«, fragt sie und schubst mich sanft in die Mitte. »Siehst du hier etwa irgendjemanden, der das kann?«

Bianca hat Recht. Auch die anderen bewegen sich mehr oder weniger geschickt im Rhythmus der Musik, richtige Schritte muss niemand können. Nur einige von den Jungs versuchen ein paar Streetdance-Bewegungen, fuchteln mit den Händen in der Luft herum und rappen den Text des Hip-Hop-Songs mit, der gerade läuft. Ein paar Takte lang sehe ich Bianca zu und versuche, so ähnlich zu tanzen wie sie, es klappt gar nicht mal so schlecht. Nur ab und zu spüre ich beim Auftreten ein ganz leichtes Stechen in meinem verletzten Knöchel, hoffentlich wird es nicht schlimmer. Der nächste Song ist eines meiner Lieblingslieder, das gerade ziemlich weit oben in den Charts ist, jetzt will ich auf der Tanzfläche bleiben. Ich denke nicht mehr darüber nach, ob ich vielleicht blöd wirke, ich tanze schneller und spüre, wie der Rock um meine Beine schwingt, ein wenig beginne ich zu schwitzen, aber ganz anders als beim Fußball. Die Musik dringt ganz in mich ein, weicht mich auf und hebt mich hoch in eine andere Welt, ich tanze mit geschlossenen Augen, ich schwebe.

»Da ist er!« Biancas Stimme reißt mich aus meinem Traum. »Marcel! Sieht er nicht super aus in seinem weißen Pullover? Komm, wir holen uns was zu trinken, und dann pirsche ich mich unauffällig in seine Nähe!«

»Unauffällig? Das kannst du doch gar nicht!«, erwidere ich lachend und tanze einfach weiter, statt ihr zu folgen. Bianca verschwindet in der Küche, und während ich ihr nachsehe, ertappe ich mich dabei, dass ich nach dem Jungen mit der Mädchennase spähe, doch an seinem Platz im Türrahmen stehen jetzt andere. Auch sonst kann ich ihn nirgends entdecken.

Bianca kommt mit einem Glas Ananasbowle aus der Küche. Ihr Schwarm Marcel, der in unserer Schule die elfte Klasse besucht, steht mit zwei Mädchen neben der Stereoanlage und scheint über irgendetwas zu debattieren, holt eine Zigarette hervor, ein Mädchen mit langen, ganz glatten schwarzen Haaren hält ihm sofort ihr Feuerzeug hin. Bianca jedoch schafft es tatsächlich, sich ganz locker daneben zu stellen; so viel Mut hätte ich nie. Mit einem leichten Lächeln auf den Lippen verfolgt sie das Gespräch, greift einen Satz von Marcel auf, sagt etwas dazu, fragt nach, genießt seinen halb verwunderten, halb amüsierten Blick. Schon ist Bianca mitten im Geschehen, Marcel rückt etwas dichter an sie heran, das andere Mädchen presst die Lippen zusammen und schaut auf ihre Füße. Als Biancas Glas leer ist, nimmt Marcel es ihr ab und verschwindet eilig in der Küche, um es neu zu füllen. Seine Hand berührt ihre, als er es ihr reicht, einen Wimpernschlag lang lässt er sie dort. So leicht hätte ich es auch gerne mal.

Dicht neben mir quellen aus einer Lautsprecherbox die ersten blubbernden Basstöne eines Schmusehits, im selben Moment spüre ich, dass mein Knöchel wieder etwas mehr schmerzt, und versuche, mich an den anderen vorbei zu schieben und mir einen Sitzplatz zu suchen. Jasmin und ihr Freund knutschen noch immer, inzwischen haben sie sich ganz auf ihrer Matratze ausgestreckt, halb liegt er schon auf ihr, mein Geschenk liegt noch immer eingepackt an derselben Stelle wie vorhin. Als die klagende Soul-Stimme einer schwarzen Sängerin einsetzt, lösen die beiden ihre Lippen voneinander und lächeln sich an. Jasmin steht auf, zieht ihren Freund hoch und lotst ihn auf die Tanzfläche, bestimmt ist es das Lied, bei dem sie sich kennen gelernt haben. Ich hole mir eine Cola und setze mich auf ihren Platz, die Matratze ist noch warm, dort, wo sie gelegen haben. Am Boden finde ich eine Jeansjacke, die irgendjemand dort liegen gelassen hat, rolle sie kurz entschlossen zusammen und schiebe sie unter meinen Fuß. Im nächsten Augenblick versucht irgendein Schlaumeier in riesigen ausgelatschten Turnschuhen über mein Bein zu steigen, rammt meinen Knöchel, von oben schwappt ein bisschen Cola auf meinen Rock, auf dem schwarzen Stoff sieht man es nicht so. Ich blicke hoch und erkenne den Jungen von vorhin, den Langhaarigen mit der Mädchennase. Jetzt sehe ich auch seine Augen, obwohl es hier so dunkel ist, ich glaube, sie sind blau. Ohne mich anzusehen beugt er sich über mich, hebt ein Kissen an, das auf der Matratze liegt, richtet sich wieder auf und blickt sich um, dann bückt er sich erneut. Als sein Blick auf meinen hochgelagerten Fuß fällt, stöhnt er genervt auf.

»Du sitzt auf meiner Jacke«, bemerkt er. »Gib sie her.«

»Ich sitze auf gar nichts«, motze ich zurück. »Woher sollte ich wissen, dass es deine ist? Aber bitte, hier hast du sie.« Ich ziehe die Jeansjacke unter meinem Fuß hervor und werfe sie zu ihm hoch. »Ich konnte nicht wissen, dass du hier drinnen frierst! Komm mit in die Küche, ich koche dir einen heißen Tee!«

»Blödsinn«, knurrt er und schlüpft schon in den ersten Ärmel. »Ich hau ab. Das ist doch eine Scheißfete, überhaupt nichts los hier! Nur Ehepaare, wie auf einer Kaffeefahrt. Ich hätte mich gar nicht von Marcel überreden lassen sollen mitzukommen.«

»Wenn du dich aufführst, als hätte man dir deinen Teddy weggenommen, will sowieso keine was von dir«, erwidere ich. Unwillkürlich ziehe ich meine Beine zu mir heran, verbiege dabei aus Versehen meinen lädierten Knöchel und stoße einen leisen Schrei aus, weil mir prompt ein Stich durchs Gelenk fährt. Wenn das so weitergeht, heilt er nie bis zum nächsten Spiel. Mit verzerrtem Gesicht wende ich mich von dem Typen ab und blicke wieder auf die Tanzfläche, inzwischen läuft schon der dritte langsame Song hintereinander. Jasmin knutscht selbst beim Tanzen mit ihrem Lover, Bianca hat sich Marcel gekrallt oder umgekehrt, auf jeden Fall drehen sie sich eng umschlungen im Kreis, wie in Zeitlupe. Auch sonst scheint es tatsächlich auf einmal fast nur Pärchen zu geben. Nur bei der Stereoanlage, wo Marcel vorhin stand, lungern ein paar Leute aus unserer Klasse herum und fachsimpeln über Musik. Bianca hatte doch Recht, als sie vorhin sagte, dieser dünne, langhaarige Typ würde eher auf eine Trauerfeier passen als auf eine Party. Aber da haben wir etwas gemeinsam, denn auch ich fluche jetzt insgeheim, dass ich überhaupt hier bin. Es war doch klar, wie das laufen würde, Bianca angelt sich gleich einen Typen und ich hocke blöd herum und muss ausharren, bis sie irgendwann mal gehen will.

Über mir ertönt ein komisches Gluckern, ich sehe hoch und stelle fest, dass er lacht, ein bisschen verkrampft zwar, aber immerhin. Ich hätte nicht gedacht, dass er das überhaupt kann. Doch jetzt zieht er sogar seinen Jackenärmel wieder aus und setzt sich neben mich.

»Entschuldige. Du kannst nichts dafür«, sagt er. »Ich kann bloß all diese Tussen nicht mehr sehen.« Er weist auf die Tanzfläche. »Das ganze verknallte Getue. Weiß man doch gleich, was dabei herauskommt.«
»So? Und was kommt dabei heraus, wenn ich fragen darf?« Ich rücke ein paar Zentimeter von ihm ab.
»Entweder machen sie einen heiß und wollen dann plötzlich doch nicht, oder sie zicken rum wie Nina zum Beispiel, meine Ex, oder ihre Freundin Sophia.« Er fährt sich mit der Hand durch die Haare, aber sie fallen gleich wieder tief in seine Stirn. »Nina war gerade auf Klassenreise. Vorher musste ich sieben Mal schwören, dass ich ihr treu bleibe, jeden Tag an sie denke und all diesen Quark, den Mädchen so verlangen. Und dann ... Ach so, ich heiße Vincent, übrigens.«
Seine Stimme stockt, ich glaube, beim letzten Wort hat sie sogar ein bisschen gezittert, aber so genau konnte ich das wegen der Musik nicht hören. Verstohlen sehe ich ihn von der Seite an, einen Augenblick lang meine ich, eine Träne in seinen Wimpern hängen zu sehen, doch ich bin nicht sicher. Mir fällt auf, dass er schöne Haare hat, auf jeden Fall sind sie frisch gewaschen. Hinten hängen sie ihm bis über den Kragen.
»Ich bin Carolin. Und was war dann?«, frage ich, jetzt ganz sanft. Wenn er wegen eines Mädchens so leidet, ist er vielleicht doch nicht so blöd. »Hat sie sich auf der Fahrt in einen anderen verliebt?«
»Ach!« Vincent funkelt mich an, so wirken seine Augen in dieser dunklen Ecke hier beinahe schwarz. »Nicht mal das. Sie kam zurück und laberte rum, sie hätte gemerkt, dass sie sich verändert habe, dass sie erst mal herausfinden müsse, was sie überhaupt will, sie bräuchte mal Abstand und all solchen Käse.«

»Hat sie mit dir Schluss gemacht?«
»Ich sollte gleich wieder gehen, nachdem ich sie vom Bus abgeholt und nach Hause gebracht hatte. Wir haben uns nicht gestritten, nicht ausgesprochen, nichts. Was soll das sonst sein außer Schluss machen? Abgelegt wie eine alte Unterhose hat sie mich. Scheißweiber.«
Er lehnt sich zurück und legt seinen Kopf in den Nacken. Ich muss plötzlich an eine Szene in der Schule vor ein paar Tagen denken; ich sollte eine chemische Gleichung an der Tafel lösen und schnallte überhaupt nichts mehr, und deshalb hat unsere Lehrerin, Frau Hardtke, mich so heruntergeputzt, dass mir hinterher auf meinem Platz vor Wut und Beschämung die Tränen kamen. Ich wollte nicht vor der ganzen Klasse anfangen zu heulen, also starrte ich an die Decke, als könnten die Tränen so in ihren Kanal zurückfließen. Ich glaube, Vincent geht es gerade genauso. Ich soll nicht sehen, dass er weint. Niemand soll es sehen. Beinahe schäme ich mich dafür, dass ich denke: Er hat also keine Freundin mehr. Vincent ist solo wie ich.
»Das tut mir Leid«, sage ich. »Aber wirf nicht gleich alle Mädchen in einen Suppentopf, nur weil eins dir wehgetan hat. Das ist nicht fair.«
Vincent murmelt etwas, mit einer wegwerfenden Handbewegung springt er auf. Nein, geh noch nicht, denke ich und ertappe mich dabei, wie ich ihm einen flehenden Blick hinterherschicke, er jedoch dreht mir den Rücken zu und schiebt sich an den eng tanzenden Pärchen vorbei durch das Zimmer. Auch Bianca und Marcel sind verschwunden. Allein auf der Matratze hocken will ich auch nicht. Also stütze ich mich mit einer Hand auf, um aufzustehen. Vincent hat seine Jacke liegen lassen; wenn ich mich beeile, erwische ich ihn vielleicht noch im Treppenhaus. Oder ich gehe auch nach Hause. Doch gerade als

ich mich so vorsichtig hochgerappelt habe, dass mein Fuß nicht sofort schmerzt, steht er wieder vor mir, sein Gesicht so nah vor meinem, dass ich erschrecke. Aus dem Mund riecht er etwas nach Alkohol.

»Geh noch nicht«, sagt er leise, zieht mich zurück auf unseren Platz und reicht mir eine kleine Flasche Wodka-Lemon. »Ich hab uns nur was zu trinken geholt.«

»Ich möchte nichts«, erwidere ich und schiebe seine Hand weg. Morgen früh verkatert auf dem Sportplatz herumzuhüpfen – das fehlte mir gerade noch. »Jedenfalls nicht so was. Und dir wird es auch nicht viel nützen, wenn du dich jetzt besäufst.«

»Du hast keine Ahnung.« Vincent setzt seine Pulle an den Mund und lässt das klare Mixgetränk in seine Kehle rinnen. »Vielleicht hilft es doch. Alkohol desinfiziert und reinigt.«

»Vielen Dank, ich bin sauber genug«, erwidere ich und stehe auf, obwohl ich einen Kloß im Hals spüre. »Viel Spaß noch beim Vergiften, Vincent. Ich verschwinde lieber.«

Doch noch bevor ich einen Schritt von ihm weggegangen bin, spüre ich, wie sich seine Finger fest um mein Handgelenk legen, beinahe stolpere ich, der Boden unter mir fühlt sich rutschig an, dabei müsste die verschüttete Cola von vorhin jetzt eigentlich eher klebrig sein. Um mich herum scheint sich das ganze Zimmer zu drehen, obwohl ich vollkommen nüchtern bin. Vorsichtig setze ich mich wieder hin.

Vincent hebt seine Flasche noch einmal an und will trinken, doch mitten in der Bewegung hält er inne und stellt sie wieder ab. Seine Hand liegt immer noch locker auf meinem Arm, sie fühlt sich warm und ein bisschen feucht an. Bestimmt hat er eben in der Küche schon zwei oder drei Alcopops gezischt. Warum ich trotzdem sitzen bleibe, dicht neben ihn an die Wand gelehnt, weiß ich selber nicht.

Nach einer Weile beginnt mich die breite Haarspange, mit der ich zu Hause meinen Pferdeschwanz hochgesteckt habe, am Hinterkopf zu drücken, mit einem Griff nehme ich sie heraus und genieße das Gefühl, wie meine Haare sich lösen und mir offen auf die Schulter fallen. Vom Tanzen bin ich etwas verschwitzt, wahrscheinlich kräuseln sich die Locken wie im Nieselregen, doch hier im Halbdunkel, neben diesem Jungen, der seiner Liebe nachtrauert und sich besaufen will, interessiert das niemanden. Wir haben beide die Beine ausgestreckt, seine sind lang und dünn, wogegen meine noch kürzer und knubbeliger wirken als sonst, Vincents Schuhe wirken riesig gegen meine. Warm und knochig spüre ich seine Schulter an meiner, noch nie habe ich so etwas gefühlt. Kein Mann außer Papa war mir jemals so nahe. Als ich mich etwas nach vorn beuge, um eine Falte an meinem Rock glatt zu streichen, streift eine meiner Locken seine Haare, es fühlt sich so an, als ob ein Schmetterling aus Versehen zu dicht in meine Nähe geflogen ist und mich mit seinem Flügel berührt. Verlegen lächelt mich Vincent von der Seite an.

Zwei langsame Songs lang schweigen wir, dann legt irgendjemand wieder etwas Schnelleres auf. Einige Pärchen gehen Hand in Hand von der Tanzfläche und verschwinden im Dunkel, gewiss auf der Suche nach stilleren Ecken. Jasmin kommt mit ihrem Freund auf die Matratze zu, auf der jetzt Vincent und ich sitzen, einen Augenblick lang schaut sie irritiert, als ob sie gedacht hätte, der Platz wäre für sie reserviert, doch dann erkennt sie uns und zwinkert mir zu. Wahrscheinlich glaubt sie jetzt, Vincent und ich wären zusammen.

»Willst du tanzen?«, frage ich ihn schließlich, gerade läuft ein Song, den ich sehr mag, obwohl ich nicht weiß, von welcher Band er stammt. Zu Hause habe ich kaum CDs. Mir ist nicht

mal klar, ob ich selber tanzen will, noch dazu mit meinem Fuß, aber Vincent soll mich nicht langweilig finden. Doch er schüttelt den Kopf, und ich atme erleichtert auf, während ich gleichzeitig denke: Mit dieser Nina hätte er getanzt. Ganz bestimmt.
»Du warst sehr in sie verliebt, nicht wahr?«, frage ich ihn beinahe flüsternd und verfluche mich insgeheim, weil ich einen leichten Stich in der Brust fühle bei der Vorstellung, wie er dieses Mädchen geküsst hat, das ich gar nicht kenne. Ich kenne ja nicht mal ihn. Doch Vincent nickt.
»Ich glaube, ich bin es immer noch«, sagt er leise, irgendetwas hat sich auf seine Stimme gelegt. »Andere Mädchen haben mich nie interessiert, solange wir zusammen waren.«
Wir schweigen erneut. Nach einer Weile beginne ich, hin und her zu rutschen, auf die Dauer ist es unbequem, so an der kahlen Wand zu lehnen. Vincent findet ein Kissen und stopft es mir in den Rücken, danach sitzen wir so, dass mein rechter kleiner Finger seinen linken berührt, ganz sachte nur, doch ich glaube, auch er merkt es ganz genau. Keiner von uns zieht seine Hand weg. Mir kommt das alles so unwirklich vor, wie ich hier hocke, auf einer Fete zwischen lauter Pärchen und mit einem Jungen, der mir völlig fremd ist und mir doch schon so vertraut erscheint, in den ich bestimmt nicht verliebt bin, der aber wegen eines anderen Mädchens vor Liebeskummer fast zerfließt, während ich beinahe seine Hand halte. Hin und wieder hört sich sein Atem an wie ein unterdrücktes Schluchzen, auch seine dünnen Nasenflügel beben ein wenig, und doch weiß ich genau, dass Vincent es genießt, hier so nah bei mir zu sein, und ich genieße es auch.
»Was machst du, wenn es dir beschissen geht?«, fragt er schließlich. Inzwischen wird wieder härtere Musik gespielt, Vincent muss beinahe schreien, aber das passt ja zu seiner Frage. Ich

hebe die Schultern und blicke zum Fenster, das Jasmin mit Alufolie abgedunkelt hat, die Lichtorgel wirft bunt zuckende Leuchtfarben darauf. Ganz am Rand ist ein kleiner Spalt frei, der rötliche Schein einer Straßenlaterne scheint wie ein schmaler Lichtstreifen hindurch.

»Meistens dresche ich Bälle aufs Tor«, antworte ich. »Ganz allein. Ich gehe mit meinem Lederball zum Bolzplatz und kicke ins Netz, bis ich restlos ausgepowert bin. Danach geht es mir besser.«

»Du machst Witze.« Vincent wendet seinen Kopf zu mir herum, mit dieser Antwort hat er nicht gerechnet. Niemand rechnet damit. »Ein Mädchen, das Fußball spielt? Du bist die seltsamste Frau, die mir je begegnet ist.«

»Ganz anders als Nina«, vermute ich, und Vincent nickt. Er winkelt ein Bein leicht an, sodass es ein wenig gegen meines drückt, dabei huscht ein scheues Lächeln über seinen Mund, als wollte er fragen, ob mich das stört. Es stört mich nicht im Geringsten.

Ich weiß nicht, wie viel Zeit vergangen ist, bis ich spüre, dass meine Blase drückt. Ich will nicht aufstehen. Wenn ich mich jetzt von Vincent entferne, ist dieser Augenblick zerstört und kommt vielleicht nie mehr wieder. Gehe ich jetzt zur Toilette, setzt sich bestimmt inzwischen jemand anders neben ihn, oder er geht weg, um zu Hause weiter seiner Nina nachzutrauern. Vielleicht hat dieser Abend gar keine Bedeutung.

Doch schließlich geht es nicht mehr, ich habe das Gefühl, jede Sekunde zu platzen.

»Wartest du hier?«, frage ich ihn und ziehe jetzt doch meinen Finger weg von seinem, während ich mich mühsam von der Matratze hochrappele. »Ich bin gleich wieder da, ich muss nur …«

»Ich auch«, erwidert er und lacht leise. Lachen und weinen, immer abwechselnd. Es ist so viel Leben in ihm. »Fast die ganze Zeit schon. Gehen wir beide.«
In meinem Nacken spüre ich seinen Atem, während er mir durch das Zimmer in den Flur folgt. Wir haben Glück, das Bad ist gerade frei. Als Vincent die Tür hinter sich verriegelt, steht plötzlich Bianca vor mir, neben ihr Marcel, den Arm selbstsicher um ihre Schulter gelegt. Eine ihrer Locken dreht er um seinen Mittelfinger.
»Mit dem Schlaffi hast du dich zusammengetan?«, flüstert sie. »Ist der nicht viel zu langweilig für dich?«
Ich antworte nicht. Vor diesem Marcel kann ich schlecht sagen, dass ich wegen Vincent das Gefühl habe, als würden meine sämtlichen Eingeweide Purzelbäume schlagen; das erzähle ich Bianca lieber mal allein. Obwohl Vincent und ich nicht viel geredet haben, kann ich mich an kaum einen Abend erinnern, der schneller vergangen wäre.
Gleichzeitig mit diesem Gedanken durchfährt mich ein jäher Schrecken. »Hast du eine Uhr dabei?«, frage ich Bianca hastig. »Meine liegt wohl noch zu Hause auf meinem Schreibtisch. Ich habe völlig die Zeit vergessen.«
Bianca wirft einen prüfenden Blick auf mich und dann auf ihre zarte Armbanduhr, während Marcel sich eine Zigarette anzündet. Das Strasssteinchen auf ihrem Zifferblatt funkelt im Widerschein seiner Feuerzeugflamme.
»Kurz nach zwölf«, verkündet sie. »Wir beide wollen noch ins Kino, heute ist die lange Nacht der James-Bond-Filme. Kommt ihr mit?«
Aus dem Badezimmer höre ich die Spülung rauschen. »Kurz nach zwölf hast du gesagt? Verdammt, ich sollte um elf zu Hause sein! Mein Vater …«

In diesem Moment wird die Tür aufgeriegelt und Vincent steht wieder vor mir. Zum ersten Mal sehe ich seine Augen im Licht, hell und weit. Aus dem Discozimmer dringen die ersten Töne des Songs »When Suzannah cries« von dem norwegischen Sänger Espen Lind. Es passt so genau zu uns, zu diesem Abend, zu dieser Stimmung. Vincent hat geweint, ich habe versucht ihn zu trösten, doch wer weiß, was danach wird. Ich will noch nicht fort von ihm, zu spät nach Hause komme ich jetzt sowieso, und wer weiß, ob ich ihn jemals wieder sehe. Ganz kurz winke ich Bianca und Marcel zu, dann lasse ich mich von Vincent auf die Tanzfläche führen, sachte berührt er dabei meinen Ellbogen, doch als wir unseren Platz gefunden haben, legt er behutsam, aber sehr entschlossen seine Arme um mich, und er riecht ein bisschen nach Schweiß, nach herber Seife, nach Männershampoo, nach Straße und Wald, nach Junge. Als er mich vorsichtig küsst, weiß ich genau, dass er dabei einen Kloß im Hals bekommt, weil ich nicht Nina bin, sondern Carolin. Aber ich küsse ihn trotzdem zurück.

Eine Dreiviertelstunde später versuche ich, meinen Schlüssel in das Schloss unserer Wohnungstür zu schieben, ohne dabei ein Geräusch zu machen. Mit angehaltenem Atem drücke ich die Tür auf und schlüpfe hinein. Ich bin fast zwei Stunden zu spät dran, sicher erwartet mich gleich das Donnerwetter meines Lebens. Im Flur ist alles dunkel und still, also schleiche ich mich auf Zehenspitzen weiter, doch auch aus den Zimmern dringt weder ein Lichtstrahl noch irgendein Laut. Vielleicht hat Mama es geschafft, Papa ins Bett zu lotsen; wie ich sie kenne, hat sie ihn bestimmt ausgelacht, als er mit dem Zeigefinger auf der Armbanduhr auf mich warten wollte. So leise ich kann, husche ich ins Bad, um mich umzuziehen. Noch immer spüre ich Vincents Kuss auf meinen Lippen und den Geschmack seiner Zunge in meinem Mund, am liebsten würde ich mir nie wieder die Zähne putzen, doch schon morgen früh würde sich alles nur noch gammelig anfühlen. Ich will ja keinen Mundgeruch haben.

In meinem ganzen Körper kribbelt es noch, als ich endlich in meinem Bett liege und mir die Decke bis über die Schultern ziehe. Diese Minuten gehören nur mir allein, meinen Gedanken und Gefühlen, mit denen ich erst mal klarkommen muss. Ich glaube, ich werde nie wieder schlafen können. Selbst jetzt in der Dunkelheit sehe ich noch immer Vincents Gesicht vor mir, rieche seine Haut, spüre seine Hände auf meinem Rücken, dort, wo er mich beim Tanzen gehalten hat. Mit einem Lächeln auf dem Gesicht flüstere ich seinen Namen, es ist alles so unglaublich. Fast bis zum Schluss dachte ich, ich wäre nicht verliebt; jetzt weiß ich, dass ich so verliebt bin, wie ich es nie im Leben für möglich gehalten hätte. Vincent liebt mich wahrscheinlich nicht, weil er noch an Nina hängt, aber das macht nichts. Dass er mich mag, glaube ich schon. Beim Tanzen sagte er, bei mir hätte er das Gefühl, ich würde ihn so akzeptieren, wie er ist, endlich müsse er keine Show mehr abziehen wie bei Nina, die einen Freund wollte, der cool und überlegen ist. Was er gesagt hat, stimmt genau. So wie er ist, soll er bleiben, sonst hätte nie dieser Zauber über unserer Begegnung gelegen, dieses vertraute Gefühl schon bei der ersten fast zufälligen Berührung zwischen uns.

Er will mich wieder sehen. Als wir uns unten vor dem Haus verabschiedet haben, fragte er mich nach meiner Handynummer. Mein Handy habe ich unters Kopfkissen gelegt und ziehe es jetzt noch einmal hervor. Wieder leuchtet sein Name auf blauem Hintergrund in die Nacht, ehe ich es ausschalte:

Vincent Löschner. Die Telefonnummer habe ich noch auf der Treppe bis hier oben auswendig gelernt. Ich könnte sie im Schlaf aufsagen.

Kurz nach halb acht am nächsten Morgen wache ich wieder auf. Sofort breitet sich wieder dieses Glücksgefühl in mir aus; ich empfinde wie gestern Abend beim Schlafengehen und wie in dem Augenblick, als Vincent und ich uns geküsst haben. Ich bin hellwach und spüre diese Aufregung im ganzen Körper, überall, am meisten im Magen und in der Brust, etwas Ähnliches habe ich sonst nur nach einem gewonnenen Fußballturnier gefühlt, aber längst nicht so übermächtig, nie hat es so vollkommen von mir Besitz ergriffen wie jetzt, wo es wegen Vincent ist. Ich muss aufpassen, dass Mama und Papa mir nicht sofort etwas anmerken. Ich will dieses Gefühl ganz für mich, solange es geht.
Vincent, denke ich und muss schon wieder vor lauter Freude in mich hineingrinsen, Vincent, ich habe Vincent kennen gelernt. In der Nacht habe ich so unruhig geschlafen, als hätte ich mitten in einem Ameisenhaufen gelegen. Ich kann an nichts anderes mehr denken als an ihn. Mein ganzer Körper fühlt sich krank an, doch gleichzeitig weiß ich mit unerschütterlicher Gewissheit, dass ich noch nie so stark war wie jetzt. Ein paar Minuten bleibe ich noch liegen, dann stehe ich leise auf, schlüpfe in meine schwarze Strickjacke und öffne meine Zimmertür einen Spalt weit, um zu horchen, ob außer mir schon jemand aufgestanden ist. Aus Jans Zimmer dringt die leise Stimme eines Märchenerzählers vom Band, Mama und Papa scheinen noch zu schlafen. Leise, um ihn nicht zu erschrecken, stecke ich meinen Kopf durch Jannis Tür. Mein kleiner Bruder sitzt auf dem Fußboden und lässt zwei Plastikdinosaurier im Kampf

gegeneinander krachen. Eine Socke ist ihm fast vom Fuß gerutscht und hängt an den Zehen herunter.
»He, kleiner Mann«, begrüße ich ihn, »kommst du in die Küche und isst eine Schüssel Cornflakes mit mir?«
Janni lässt seine Dinos fallen und nickt, dann steht er auf und läuft auf mich zu. Er ist noch so klein und leicht, dass ich ihn hochheben kann, auf meinem Arm drückt er sich eng an mich, ich atme seine milchduftende Schlafanzugwärme ein, während ich ihn in die Küche trage. Vincent, denke ich, ich muss mein Handy einschalten, vielleicht hat er mir schon eine SMS geschrieben. Doch zuerst hole ich die Milch aus dem Kühlschrank, stelle zwei Müslischälchen bereit, hole den Zucker, die Cornflakes und die Kinderknusperdrachen aus der Speisekammer und mache eine Portion für Janni zurecht. Nicht mal mein Fuß tut mehr weh.
»Ich bin gleich wieder da«, sage ich und streiche ihm über seine kurzen Strubbelhaare, »du kannst schon anfangen, wenn du willst.«
In meinem Zimmer wühle ich unter meinem Kopfkissen nach dem Handy, finde es nicht sofort, seufze erleichtert, als ich es endlich doch in der Hand halte. Mit fliegenden Fingern drücke ich den Einschaltknopf, gebe den Geheimkode ein und warte ungeduldig darauf, dass das Begrüßungslogo auf dem Display aufleuchtet. Falls Vincent mir noch heute Nacht oder gerade eben geschrieben hat, kommt die Nachricht gleich. Mit klopfendem Herzen starre ich auf das Display, wenn mich jetzt jemand sehen könnte, würde er glatt denken, ich hypnotisiere es, aber nichts geschieht, mein Telefon bleibt stumm. Ein Blick auf die Uhr an der Wand verrät mir, dass erst zehn Minuten vergangen sind, seitdem ich aufgestanden bin. Bestimmt schläft Vincent noch. Einen Augenblick lang überlege ich, ob ich ihm

schreiben soll, besinne mich jedoch schnell anders. Er soll mich nicht für aufdringlich halten.

Janni hat seine Knusperdrachen nicht ganz geschafft und ist inzwischen dabei, sein großes grünes Stoffkrokodil ins Schlafzimmer unserer Eltern zu schleppen. Im Stehen löffele ich den Rest aus seinem Schälchen, viel mehr bekomme ich im Moment sowieso nicht hinunter. Dann schalte ich das Küchenradio ein, gerade so laut, dass ich nicht mehr ständig lausche, ob mein Handy vielleicht doch noch piept. Mitten in den Nachrichten kommt Papa in die Küche, noch im Pyjama, doch unter dem Arm trägt er bereits ein zusammengerolltes Handtuch und frische Wäsche.

»Guten Morgen, Sportlerin«, sagt er und will mir einen Kuss geben, unwillkürlich drehe ich mein Gesicht weg, so dass er nur meine Schläfe erwischt, trotzdem ist mir so, als betrüge ich Vincent. Papa scheint es nicht zu bemerken.

»So früh am Morgen schon auf den Beinen, und das nach einer durchtanzten Nacht! Das nenne ich Ehrgeiz.«

»Ich habe nicht viel getanzt«, entgegne ich wahrheitsgemäß und nehme eine Filtertüte aus dem Küchenschrank, um Kaffee zu kochen. Durch das Fenster beobachte ich, wie ein sanfter Wind die ersten gelben Blätter von der Linde vor unserem Haus löst und langsam zu Boden segeln lässt. Durch den Sonnenschein werfen sie kleine, tanzende Schatten an die Wand.

»Aber schlafen konnte ich trotzdem nicht länger. Ist das nicht ein toller Morgen?«

»Ideal zum Trainieren«, bestätigt Papa und setzt sich an den Tisch. »Du scheinst zum Glück auch wieder richtig fit zu sein. Dein Fuß ist also wieder okay?«

»Fast.« Ich nicke und muss schon wieder grinsen, während ich mich über den Schwenkfilter unserer Kaffeemaschine beuge,

um fünf Kaffeemaß abzuzählen. Der Gute schnallt überhaupt nicht, weshalb ich so aufgekratzt bin. Vincent, denke ich schon wieder und male seinen Anfangsbuchstaben heimlich mit dem Finger auf die Tischplatte, ehe ich mit beschwingten Bewegungen Butter, Aufschnitt, Käse und Marmelade aus dem Kühlschrank hole. Durch den Kaffeeduft spüre ich jetzt doch, dass mein Magen grummelt und knurrt. Auch Mama ist inzwischen aufgestanden, im Bademantel kommt sie in die Küche und mustert mich so verhalten, wie es nur Mädchen und Frauen fertig bringen; Papa merkt nicht einmal, dass wir einander zuzwinkern. Jetzt sitzt sie an ihrem Platz und legt eine Scheibe Jagdwurst, die ein lachendes Mondgesicht zeigt, auf eine gebutterte Brötchenhälfte. Janni kommt angerannt, klettert auf ihren Schoß, nimmt die Wurstscheibe wieder herunter und isst sie einfach so. Unser Sonntagmorgengespräch beginnt vor sich hinzuplätschern, noch etwas verschlafen, aber aufgeräumt, unsere Stimmen klingen nach Zusammengehören, nach Frieden, nach Familie.
»Ich könnte heute früh Bäume ausreißen«, verkünde ich schließlich und werfe Papa einen übermütigen Blick zu, während ich flüssigen Honig langsam vom Löffel auf ein halbes Vollkornbrötchen mit Butter träufeln lasse. Niemandem fällt auf, dass ich ein Herz dabei male, ein Herz aus Honig. »Nimm dich also in Acht, wenn du nachher ins Tor gehst!«

Vincent

Vincent erwacht um zwei Uhr mittags, weil seine Mutter mit der flachen Hand an seine Zimmertür hämmert und ihn zum Mittagessen ruft. Als er nicht sofort antwortet, kommt sie he-

rein, ein Fuß ragt aus seiner Bettdecke heraus, sie zieht sie ihm ganz weg.
»Wenigstens am Sonntag wollen wir alle zusammen essen«, bestimmt sie. »Dein Vater muss nachher noch fahren, also erheb dich mal und kämm dir die Haare. In fünf Minuten fangen wir an.«
Vincent stöhnt und versucht, ein Auge zu öffnen. »Und was gibt es?«
»Trüffelpastete gefüllt mit russischem Kaviar in Weinschaumcreme und Kalbsfilet an einer Wildkräuterfarce, dazu Herzoginkartoffeln«, antwortet Tanja Löschner und hebt eine halb leere Packung Pfirsich-Eistee vom Fußboden auf. »Wäre das dem edlen Herrn gut genug, um seinen Luxusleib von der Matratze zu schwingen? Oder willst du lieber Gulasch mit Nudeln?«
Immerhin gelingt Vincent ein Grinsen. »Mein Lieblingsessen! Ist Mara auch da?«
»Deine Schwester hat gesagt, dass sie dir einen kalten nassen Lappen ins Gesicht klatscht, wenn du nicht in fünf Minuten deinen Hintern in die Küche bewegt hast.«
Mit diesen Worten verlässt sie den Raum, doch als Vincent blinzelnd am Esstisch erscheint, sind die anderen doch schon halb fertig. Nach einem verschlafenen Gruß legt er sein Handy auf den Tisch und füllt sich Nudeln auf den Teller.
»Keine Pilze drin?«, fragt er nach den ersten zwei Gabeln voll und rührt in der Soße. »Schade.«
»Du weißt, dass Mara keine mag.« Tanja nimmt sich noch einen Nachschlag und reicht ihm die Salatschüssel. »Ich kann nicht jedem von euch was extra kochen. Das ist hier kein Restaurant à la carte.«
»Wie war denn die Fete gestern?«, fragt Mara. Im Gegensatz zu ihrem drei Jahre jüngeren Bruder ist sie längst angezogen und frisiert. »Konntest du dich ein bisschen von deinem Liebeskummer ablenken?«

»Liebeskummer?« Olaf, der Vater der beiden, wischt sich den Schnurrbart ab und strafft seine Schultern. »Wieso? Davon weiß ich ja gar nichts. Mir erzählt ja keiner was; nicht mal, wenn es um meinen Sohn geht.«

»Lasst ihn.« Tanja schenkt Vincent Cola nach, obwohl sein Glas noch gar nicht leer ist. »Das ist doch alles noch viel zu frisch. Vorgestern hat seine Nina ihm den Laufpass gegeben.«

»Ach, die.« Olaf winkt mit der Hand ab und isst weiter. »Das ist kein Verlust, wenn du mich fragst. Süß sieht sie ja aus, aber die hat keinen Charakter. Ein Mädchen muss ...«

»Hör auf«, unterbricht ihn Vincent. Im selben Moment klingelt sein Handy, er drückt die Rufannahmetaste und nennt seinen Namen. »Hi, Marcel«, sagt er dann und springt von seinem Platz auf, um im Wohnzimmer weiterzutelefonieren. »Verabredet? Nee, bisher nicht«, hören die anderen am Tisch ihn trotzdem sagen. »Ich weiß noch nicht, ob ich sie anrufe. Bis um sieben kannst du nur? – Ich esse jetzt schnell was, und duschen muss ich auch noch. Also nicht vor vier, halb fünf. Dosen bring ich mit, sind ein paar neue dabei. Bis dann! Ciao.«

»Schalt das Ding doch mal aus, wenn wir essen.« Tanja steht am Herd und füllt Gulasch aus dem Topf in die Schüssel nach. »Das muss ja nun wirklich nicht sein. Deine Kumpels können doch auch mal warten.«

»Ist ja gut.« Vincent isst auf und schiebt seinen Teller weg. Wieder klingelt sein Handy, doch als er auf das Display blickt und die Nummer erkennt, schüttelt er den Kopf und drückt den Anruf weg. »Haben wir noch Eis?«

Beim Nachtisch versucht Mara die Stimmung zu retten. »Hendrik und ich wollen gleich Schlittschuh laufen gehen«, sagt sie, an Vincent gewandt. »Hast du nicht auch Lust dazu? Die Eisbahn im Wedding hat letzte Woche wieder aufgemacht, einmal waren wir

schon da. Ich glaube, die Musik, die sie dort spielen, würde dir auch gefallen!«
»Marcel und ich wollen noch malen gehen«, antwortet er und gießt reichlich Cointreau über seine Portion Vanille-Nuss-Eis. »Danach vielleicht noch. Aber ich glaube eher nicht.«
»Malen.« Olaf greift nach der Likörflasche und wirft seinem Sohn einen viel sagenden Blick unter zusammengezogenen Augenbrauen zu. »Pass bloß auf, dass sie dich nicht mal erwischen mit deinen Sprühdosen.«
»Wir machen nichts Illegales«, beteuert Vincent. »Die Holzwände am Minigolfplatz darf man besprühen.«
»Ich will nichts Negatives hören«, wiederholt Olaf. »Keine Schmierereien auf Autos oder so. Das würde mir gerade noch fehlen.«
Vincent verrührt sein Eis mit dem Likör zu einem Brei. »Kannst du nicht bei der Hausverwaltung fragen, ob ich das Garagentor besprühen darf? Oder irgendeine Wand im Keller?«
»Soweit kommt's noch«, schnaubt Olaf. »Dann werfen sie uns hier gleich raus.«
Nach dem Essen zündet sich Tanja eine Zigarette an, trotz der Kälte geht sie zum Rauchen auf den winzigen Nordbalkon. Mara und Vincent räumen wie jeden Sonntag den Tisch ab, sie spült die Teller und Schüsseln vor, während er die Getränke in den Kühlschrank räumt.
»Ich hätte vorhin nicht so direkt fragen sollen«, sagt sie mit gedämpfter Stimme, dreht den Wasserhahn zu und stellt die Teller in die Spülmaschine. Dann legt sie ihre Hand ganz leicht auf Vincents Arm. »Und Vaters Spruch über Nina war blöd. Geht es dir einigermaßen?«
Ihr Bruder zuckt mit den Schultern. »Ach, ist schon scheiße. Gestern war da zwar ein Mädchen, wir haben getanzt und so …«
»Und so?« Mara grinst verschmitzt.

»Ich weiß nicht, ob ich was von ihr will. So schnell kann ich das irgendwie nicht, gleich mit 'ner Neuen was anfangen. Das hat sie auch nicht verdient.«
Mara nickt und wählt das Intensivprogramm, vergewissert sich lauschend, dass auch wirklich Wasser einläuft. »Irgendwann wirst du dich wieder verlieben«, prophezeit sie. »Also, ab sechs triffst du uns auf der Eisbahn. Wär schön, wenn du kämst. Schlittschuhe kannst du dir ja ausleihen.«
»Weiß noch nicht«, sagt Vincent und geht in sein Zimmer.

»Sie spielt Fußball?« Marcel sprüht ein Strichmännchen mit Hut auf die Bretterwand, für die Augen nimmt er Neongrün. Es dämmert bereits, und außer ihm und Vincent ist niemand mehr da, schon gar keine Minigolfspieler. »Ist nicht dein Ernst. Und die findest du gut?«
Vincent zuckt die Schultern. »Seit wann hast du was gegen Fußball?«, fragt er. »Sogar bei Tennis Borussia, Mann! Wenigstens ist sie nicht so eine aufdringliche Tussi.« Er tritt zwei Schritte von der Wand zurück und begutachtet die großen Graffitti-Buchstaben, mit denen er sich verewigt hat. Rot und Orange verlaufen schön ineinander, durch die schwarze Umrahmung leuchten die Farben noch kräftiger.
»Fußball ist ein Männersport! So eine ist doch keine richtige Frau«, beginnt Marcel erneut.
»Stimmt überhaupt nicht«, gibt Vincent zurück. »Sieh dir nur mal die deutsche Frauen-Fußballnationalmannschaft an. Da sind richtig Hübsche dabei! Eine finde ich sogar total süß.«
»So? Welche denn?«
»Musst du schon selbst herausfinden«, antwortet Vincent lachend. »Wenn ich dir jetzt den Namen sage, kannst du doch gar nichts damit anfangen.«

»Also, diese Carolin sieht nicht so toll aus, wenn du mich fragst. Aber du musst es ja wissen. Du hast sie geknutscht, nicht ich.«
Vincent geht nicht darauf ein. Eine Weile malen die beiden schweigend, crossen die Werke anderer Sprayer, probieren Tags und andere Erkennungszeichen aus. Marcel gibt sich aufgekratzt, pfeift vor sich hin, während Vincent eher ruhig und in sich gekehrt bleibt. Die meiste Zeit denkt er an Nina, doch vor ihr Gesicht, das ihm noch immer nicht aus dem Kopf geht, schiebt sich immer wieder Carolins Lächeln.
Es war so tröstlich gewesen, sie an seiner Seite zu spüren, dabei kannte er sie gar nicht, aber ihm war es beschissen gegangen und sie war einfach da. Auch ihr Kuss hatte sich gut angefühlt. Zu dämlich, dass er vorher etwas getrunken hatte. Die meisten Mädchen finden das blöd.
»Wieso hast du heute eigentlich nur bis sieben Uhr Zeit?«, fragt er seinen Kumpel schließlich. »Musst du noch lernen?«
»Müsste ich, für den Test in Geschichte morgen. Hab aber Wichtigeres zu tun.« Marcel grinst und schlägt sich ein paar Mal rhythmisch mit der Faust in die flache Hand. »Bianca, du weißt schon. Die ist heiß, sage ich dir!«
Beneidenswerter Angeber, denkt Vincent, sagt jedoch nichts. Mit Nina zu schlafen war immer schön, aber auch damit ist es jetzt vorbei. Es fehlt ihm so, sie zu spüren, den weichen, glatten Körper, ihre zarte Haut, die langen Haare. Jetzt darf er es nicht mehr, sie ist einfach weg. Schnell bückt er sich und greift nach einer neuen Farbdose auf dem Boden. Er will nicht schon wieder wegen Nina heulen, schon gar nicht vor Marcel, und er begreift auch gar nicht warum, wo er doch gerade eben noch an Carolin gedacht hat. Mit fahrigen Bewegungen sprüht er eine Hexengestalt mit Vampirgebiss über ein anderes Bild, ganz in Schwarz und Weiß, danach atmet er befreit durch, obwohl alles nach Farbe riecht. Sogar seine

Jacke hat ein paar feine Spritzer abbekommen und seine Haare auch, eigentlich hatte er sie zusammenbinden wollen, aber sein schwarzer Haargummi, den Mara ihm mal geschenkt hat, liegt zu Hause. Nun nimmt er sich eine gelbe Sprühdose und kritzelt ein bisschen herum, viel wird es nicht mehr, Marcel malt heute einfach besser.

»Gleich zehn nach halb«, bemerkt dieser schließlich nach einem Blick auf seine Armbanduhr. »Ich muss los.«

Vincent steckt die farbigen Plastikdeckel wieder auf die Sprühdosen, manche davon auf die falschen, weil er sich so beeilt. Allein will er jetzt auch nicht mehr länger hier bleiben. Ein wenig erschauert er vor Kälte, als er die Dosen in seinen Rucksack stopft und sein Fahrradschloss aufschließen will. Es klemmt ein bisschen, aber schließlich schafft Vincent es doch. Marcel ist schon auf sein Rad gestiegen und hebt zum Abschied die Hand.

»Das mit Carolin meinte ich nicht so«, sagt er. »Ist ja okay, wenn du auf sie stehst. Geschmackssache eben.« Er räuspert sich. »Soll ich Bianca mal nach ihr fragen?«

Vincent überlegt eine Weile, doch schließlich hebt er die Schultern.

»Lass mal«, antwortet er. »Vielleicht rufe ich sie auch selber an. Aber nicht heute.«

»Sophia hat euch zusammen gesehen«, sagt Marcel und tritt in die Pedale. »Du weißt schon, Ninas Freundin. Die ist ein Tratschweib, aber vom Feinsten.«

»Na und?« Vincent zuckt mit den Schultern. »Soll sie es ruhig weitererzählen. Das mit Nina wird doch sowieso nichts mehr.«

»Scheiße, oder?«

»Was weiß ich.« Vincent stopft sein Schlüsselbund in die Tasche seiner Jeans. »Ist vielleicht besser so.«

»Also hau rein«, sagt Marcel und überprüft noch seinen Dynamo. »Man sieht sich.«

Als sein Rücklicht um die Ecke verschwunden ist, fährt Vincent nach Hause. Zum Schlittschuhlaufen hat er keine Lust. Vielleicht gibt es ja was im Fernsehen.

Carolin

»Das findest du merkwürdig? Mich wundert es überhaupt nicht!«, ereifert sich Bianca drei Tage später in der Schule, als ich sie auf dem Hof in eine ruhige Ecke lotse und ihr erzähle, dass Vincent immer noch nichts von sich hat hören lassen. Seit Jasmins Fete nicht. Keinen einzigen Piep.
»Wir haben doch gleich beim Reinkommen gesehen, dass er die Zähne nicht auseinander kriegt«, sagt sie und schüttelt den Kopf. »Ein kompletter Loser, wenn du mich fragst. Der hat dich nur ausgenutzt! Am Sonntag hat er dann seine Nina angerufen, ein Date ausgemacht und sich mit ihr in den Kissen gewälzt, während du zu Hause gehockt und dein Handy hypnotisiert hast. Wetten?«
»Das glaube ich nicht«, erwidere ich, spüre aber, wie ich blass werde, sogar meine Stimme hört sich blass an. »Wieso denkst du so was?«
»Marcel war am Sonntagabend bei mir.« Sie sieht mich an, als ob sie denkt, ich könne nicht bis drei zählen. »Du kannst dir doch denken, dass ich versucht habe, etwas herauszukriegen, wo ich doch genau weiß, wie flatterig du wegen Vincent bist. Aber Marcel druckste nur herum und schwieg sich aus. Für einen Jungen, der sein Versprechen nicht hält, solltest sogar du dir zu schade sein, Carolin. Ehrlich!«
Sogar ich. Gleich darauf schlägt sich Bianca auf den Mund und stammelt eine Entschuldigung, sie habe es nicht so gemeint,

ehrlich, natürlich denke sie überhaupt nicht so über mich, keineswegs halte sie mich für eine graue Maus oder sonst etwas in der Art, höchstens manchmal ein wenig zu schüchtern, aber gerade deswegen wäre ich doch für solche Typen zu schade, die mich erst anmachen und am nächsten Morgen nicht mal mehr meinen Namen kennen.

»An den solltest du keinen einzigen Gedanken mehr verschwenden«, schließt sie ihre Rede. »Übernächste Woche wird Marcels Bruder volljährig und gibt eine Riesenfete im *Too Late*, da kommst du mit und lernst die schnuckeligsten Typen kennen, du wirst sehen!«

»Aber das ist es doch gerade«, erwidere ich. »Ich bin eben nicht wie du, Bianca. Bevor ich Vincent getroffen habe, war ich noch nie verliebt. Und deshalb kann ich jetzt nicht einfach ab auf die Piste und nach tollen Jungs Ausschau halten. Das bringe ich nicht. Es stimmt schon, was du gerade über mich gesagt hast.«

»Nein, das war bescheuert von mir. Ich nehme es zurück, wirklich.«

»Brauchst du nicht. Ich weiß, dass ich nicht gerade eine Schönheitskönigin bin. Vincent ist der Erste, der ... Wir haben kaum was gesagt, aber trotzdem kam es mir vor, als ob wir uns ganz nahe wären. Dass er geweint hat, hat mich gerührt. Auch wenn es wegen einer anderen war. Ich will nur ihn. Oder gar keinen.«

»Wie romantisch.« Bianca sieht nicht so aus, als ob sie mir glaubt, doch statt etwas zu erwidern, zieht sie den Ärmel ihrer weißen Sweatjacke über die rechte Hand und poliert damit die Fingernägel ihrer linken, danach umgekehrt. Das macht sie immer, wenn sie nachdenkt oder wenn ihr etwas unangenehm ist; mal macht es mich wahnsinnig, dann wieder bin ich froh über die Atempause, die wir beide dadurch haben. Ich sage ihr nicht, dass Marcel auf mich auch nicht gerade den Eindruck macht, als habe er die Treue erfunden. Als sie fertig ist, begutachtet sie ihre Finger und holt tief Luft.

»Dann melde du dich bei ihm«, sagt sie mit einem festen Blick in meine Augen.

»Auf keinen Fall!«, stoße ich hervor.

»Was sonst? Schreib ihm eine SMS, ganz unverfänglich und freundlich. Ruf ihn an. Oder hol ihn mittags von seiner Schule ab.«

»Witzbold. Ich weiß nicht mal, auf welche er geht.«

»Du willst ihn doch wieder sehen, oder? Er meldet sich nicht. Also tu was!«

»Soll ich wirklich?« Jetzt, wo der Gedanke so konkret wird, fange ich plötzlich an, am ganzen Körper zu zittern. Vielleicht sehe ich ihn wirklich bald wieder, vielleicht sogar noch heute? »Was ist, wenn ich einen Korb kriege? Wenn er nicht will?«

»Hast du dein Handy mit?«

»Ich gehe keinen Schritt mehr ohne, seitdem ich Vincent getroffen habe.«

»Dann rufst du ihn gleich nach der sechsten Stunde an, kurz nach halb zwei«, entscheidet Bianca für mich. »Ich bin ja bei dir. Wenn er dir wirklich dämlich kommt, fange ich dich auf, bevor du zusammenbrichst. Erst dann gilt Plan B. Die Party von Marcels Bruder.«

Um 13 Uhr 45 ist mein Selbstvertrauen vergleichbar mit dem Gas im Inneren eines Jahrmarktluftballons nach dreieinhalb Wochen. Zwar wusste Vincent sofort, wer ich bin, als ich am Telefon meinen Namen sagte. Doch dann hat es mich unendlich viel Mut gekostet, ihn zu fragen, ob wir uns mal treffen können, doch er druckste nur herum. Er würde sich melden, sagte er, wenn er wieder etwas klarer sieht. Genau der gleiche Mist, den seine tolle Nina ihm erzählt hat, als sie ihn zum Mond schickte. Wahrscheinlich haben die beiden doch gut zusammengepasst.

Bianca hat sich richtig aufgeregt und meinte, so ein Gewäsch sei fast noch schlimmer als ein Korb, bei dem man wenigstens wüsste, woran man ist. Sätze von Jungs, die mit »Ich melde mich, wenn …« beginnen, seien alles Lügen. Und ich fürchte, damit hat sie sogar Recht.

Zu Hause beim Mittagessen traf ich zu allem Überfluss auch noch auf Papa. Er merkte natürlich sofort, wie mies ich drauf war, ganz anders als bei unserem Training am Sonntag, wo ich mich restlos ausgepowert habe und er mehr als zufrieden mit mir war. Natürlich bohrte er nach, aber ich werde mich hüten, ihm etwas zu erzählen. Als ich ihm schließlich mitteilte, ich wolle allein zum Sportplatz gehen und trainieren, drehte er mir wortlos den Rücken zu, holte irgendeinen Pappschnellhefter aus seiner Aktentasche und beugte sich schweigend darüber.

Und jetzt stehe ich hier und dresche Bälle ins leere Tor, immer wieder, die ersten noch lasch wie von einer Ersatzspielerin, die eine halbe Saison lang krank gewesen ist, doch mit der Zeit kicke ich kräftiger. Bestimmt hundertmal lege ich mir den Ball auf dem Neunmeterpunkt zurecht, laufe an und schieße, ich spüre die Muskeln in meinen Oberschenkeln und Waden, den Schweiß zwischen meinen Brüsten und am Rücken, die zunehmende Wut in mir, den scharfen Wind an diesem späten Septembernachmittag, der an meinen Haaren reißt und mehr und mehr die letzten Versuche der untergehenden Sonne vereitelt, mich noch mit einem Rest Wärme zu umhüllen und den Platz in ein rotgoldenes Licht zu tauchen.

Gerade als ich mit dem Schrei eines wütenden Gorillaweibchens so hart aufs Tor dresche, dass sich das Netz unter der Wucht des Balles kräftig dehnt, schiebt sich eine Wolke zwischen die Sonne und mich, wandert jedoch rasch weiter. Einmal noch flammt gleißendes Rotgold auf wie zu einem letzten Abendgruß und blendet mich, ich kneife die Augen zu, laufe bis über die Torlinie und hole den Ball zurück. Bald muss ich aufhören, wir haben mal wieder Unmengen von Hausaufgaben auf, außerdem habe ich Mama versprochen, heute Abend Janni ins Bett zu bringen und ihm vorzulesen, damit sie weiter an ihrer Bewerbung feilen kann.
Als ich mich wieder aufrichte, den Lederball unter dem Arm, bemerke ich aus dem Augenwinkel eine Bewegung hinter dem Tor, jemand scheint mich zu beobachten. Wie ein Stromschlag fährt der Schrecken von meinen Haarwurzeln bis in die kleinen Zehen, dennoch lege ich die Hand wie einen Schirm über meine Augen, um im Gegenlicht besser sehen zu können. Mein Herz setzt einen Schlag aus. Hinter dem Tor steht Vincent.

Zum Sportplatz meines Fußballvereins gehört ein kleines Lokal, hässlich eingerichtet wie die meisten Vereinskneipen, braune, einfache Holzstühle, die laut über den Linoleumboden schurren, wenn man sich draufsetzt und dichter an den Tisch rücken will, kantige Tische in fast demselben Braun, Bierdeckel, Aschenbecher, Neonlicht über grünlichen Tapeten, eine Theke, hinter der eine rundliche Frau mit unmoderner Strähnchenfrisur Bier für zwei Männer in Trainingsanzügen zapft. Vincent und ich haben Zitronenlimo bestellt und uns an einen Tisch am Fenster gesetzt; sonst ist niemand da. Sein Gesicht sieht käsig aus in diesem Licht, auf der Stirn prangen ein paar gerötete Pickel, einer ist bereits gelb erblüht. Vorsichtig schiebt er seine Hand auf meine Tischhälfte und greift nach meinen Fingerspitzen. Bestimmt stinke ich nach Schweiß und glänze im Gesicht wie ein zu hell gebackener Pfannkuchen, Bianca würde wieder über meine Fußballerbeine lästern, die jetzt im Jogginganzug noch stämmiger wirken, aber das ist egal. Wir sehen uns an, schweigend, und dann schnell wieder zur Seite, bevor es einem von uns peinlich wird.

»Warum bist du doch noch gekommen?«, frage ich schließlich, gleich darauf könnte ich mir die Zunge aus dem Hals reißen, was frage ich so blöd, schließlich habe ich ihn selbst darum gebeten. Er lacht wieder sein leises Lachen, das mir auf Jasmins Fete schon so gefiel, nur dieses Mal sehe ich auch sein Gesicht dazu, schmale helle Augen, ein amüsiertes Grinsen, das trotzdem schüchtern wirkt, mit aufwärts gerichteten Mundwinkeln, die sogar fast noch so stehen bleiben, als er aufhört zu lächeln. Beim Friseur war er zum Glück immer noch nicht.

»Weil du verrückt bist«, antwortet er. »Du hast mich heulen sehen wegen Nina, da hätten andere Mädchen gelacht oder wären eingeschnappt weggelaufen. Aber du rufst an und willst dich mit mir treffen. Hast du den armen Ball meinetwegen so brutal misshandelt?«

»Du bist ganz schön eingebildet«, necke ich ihn. »Aber ein Typ, der auf 'ner Fete mit mir knutscht und später am Telefon einen auf Warteschleife macht, trägt wirklich nicht gerade zu meiner Sanftmütigkeit bei.«

Vincent sieht mich an wie ein Dackel. »Das hatte nichts mit dir zu tun.«

»Ich weiß schon mit wem«, sage ich.

Vincent schüttelt den Kopf und atmet flach ein, um etwas zu sagen, doch stattdessen streichelt er mit winzigen Bewegungen meine Hand, die immer noch in seiner liegt. Die Tresenfrau bringt unsere Limo, genau gleichzeitig ziehen wir an unseren Strohhalmen, das Gesöff hat weder Eiswürfel noch Kohlensäure und schmeckt wie abgestandenes Wischwasser. Wir schieben die Gläser zur Seite, um uns nun an beiden Händen zu halten, und ganz allmählich spüre ich, wie ich von innen her weich werde, immer leichter werde ich, bis sich wieder dieses Gefühl für ihn in mir ausbreitet, das mich auch am Samstagabend die ganze Zeit schweben ließ wie einen Zaubervogel. Durch meine Adern fließt jetzt eher Sekt als schal gewordene Brause, gleichzeitig bin ich innen drin ganz wohlig und warm, wie früher als Kind, wenn ich nach einem Winternachmittag auf dem Rodelberg in unserem großen Ohrensessel saß, Mamas Wolldecke um mich geschlungen und einen heißen Kakao schlürfend. Vincent und ich reden ein bisschen über die Schule und unsere Familien, er erzählt mir von seiner älteren Schwester, Bianca würde bestimmt sagen, dass es zu Vincent passe, zu Hause der kleine Bruder zu sein.

»Ich muss gehen«, sage ich schließlich und stehe auf, es fällt mir schwer, meine Hand aus seiner zu ziehen, beide haben jetzt genau die gleiche Temperatur. »Meine Mutter würde ausflippen, wenn ich jetzt ihre Pläne durchkreuze. Das kann ich ihr nicht antun.« Auch Vincent schiebt seinen Stuhl nach hinten, wir lachen leise über das komische Knirschen, die Biertrinker am Tresen fahren erschrocken herum. Auf der Straße legt Vincent seinen Arm um meine Schultern und ich meinen um seine Hüften, mit der Hand fühle ich sein knochiges Becken unter dem Sweatshirt. An der Seite, wo ich ihn neben mir spüre, ist es warm, trotz des schneidenden Herbstwindes, aus dem heute vielleicht noch ein Sturm wird. In ein paar Wochen beginnt die Hallensaison.

An der letzten Straßenecke, bevor ich zu Hause bin, bleibe ich stehen. Vincent begreift sofort. Mit beiden Händen zieht er mich an sich, lange bleiben wir eng umschlungen stehen, dieses Mal bin ich es, der die Tränen in die Augen schießen, ich drücke mein Gesicht an seinen Pullover. Er streichelt meinen Rücken und küsst mein Haar, lässt seine rechte Hand an meinem Arm hinunter gleiten, bis er die meine gefunden hat und unsere Finger sich zärtlich umschlingen.

»Ich will dich nie wieder so hängen lassen«, verspricht er mir leise, sein warmer Atem an meinem Ohr lässt mich wohlig erschauern. »Sehen wir uns bald wieder?«

»Morgen habe ich Training mit der Mannschaft«, erwidere ich. »Wir haben noch ein Freundschaftsspiel, dann kommt bald die Vorrunde des Hallenmasters-Turniers, deshalb kann ich es nicht ausfallen lassen. Rufst du mich dieses Mal an?«

»Versprochen.« Vincent knabbert sachte an meinem Ohrläppchen, die Berührung geht mir durch und durch.

»Was machst du, wenn Nina sich wieder mit dir treffen will?«, flüstere ich mit einem Kloß im Hals.

»Nina?« Er spricht den Namen seiner Exfreundin so aus, als wäre sie ihm bereits völlig fremd, wie jemand, den er vor langer Zeit gekannt hat und an den er sich kaum noch erinnert. Dann schlingt er seine Arme erneut um mich, noch fester als vorher, es fühlt sich an wie ein Nest. »Sie wird nicht mehr anrufen, so viel habe ich inzwischen begriffen. Und wenn sie es doch tun sollte, dann sage ich ihr, dass ich jetzt dich getroffen habe.«

»Und dass wir zusammen sind?«

Vincent lächelt mit den Augen, bevor er seine Lippen beinahe feierlich auf meine legt. Wir küssen uns lange.

»Natürlich«, flüstert er, als wir uns kurz voneinander gelöst haben, wie zwei Fische, die für einen Atemzug aus dem Wasser auftauchen, ehe sie wieder in ihr Element hinabtauchen. »Dass wir zusammen sind, auch.«

»Ich hab den Job!« Meine Mutter tanzt in der Küche herum, einen zerfledderten Briefumschlag an die Brust gedrückt, den sie hektisch mit dem Finger aufgerissen haben muss. Mit dem dazugehörigen Schreiben wedelt sie wie mit einem japanischen Fächer. »Gleich am Ersten fange ich an, als Fotografin im Food-Ressort der *woman today*! Was sagst du dazu, Carolin?«

»Spitze«, antworte ich und drücke ihr einen Schmatzer auf die Wange. »Und was musst du da machen? Essen fotografieren?«

»Genau.« Mama öffnet die Kühlschranktür und holt eine Flasche Sekt heraus, die sie heute früh vorsorglich kalt gestellt hat, und lässt den Korken so an die Decke springen, dass eine kleine Delle zurückbleibt. »Ein Dreisternekoch bereitet die Gerichte zu, deren Rezepte wir in jeder Ausgabe veröffentlichen, und richtet alles appetitlich an. Aber auch ich bringe Vorschläge ein, was das Geschirr, die Tischdekoration und das ganze Drumherum betrifft. Ja, und dann fotografiere ich alles – und verdiene dabei gar nicht mal so schlecht!« Sie holt zwei Gläser aus dem Schrank und gießt ein, beim ersten Glas schäumt der Sekt über, ich hebe es an und wische darunter auf. Janni kommt an und will auch ein »Feierglas«, wie er es nennt, Mama gießt ihm Apfelsaft in einen etwas trübe gewordenen Weinrömer.

»Das muss gefeiert werden, oder? Mein erster Job, seitdem ich mit dir im Mutterschutz war, Carolin!« Sie nimmt ihr Sektglas zwischen zwei Finger und reicht mir das zweite, beim Trinken sehen wir uns in die Augen.

»Du strahlst heute aber auch so!«, stellt sie fest. »Freust du dich einfach nur mit mir, oder hast du auch was zu feiern?«

»Beides«, antworte ich, jetzt sieht auch Janni neugierig an mir hoch. »Ich habe einen Jungen kennen gelernt.«
»Dachte ich mir.« Mama nimmt gleich noch einen tiefen Schluck. »Das ist ja großartig! Weiß Papa es schon?«
Ich schüttle den Kopf. »Ich würde ihm alles anvertrauen – aber *das* kann ich ihm irgendwie nicht sagen. Wenn es nach ihm ginge, dürfte ich doch nur mit dem Lederball tanzen und später mal Michael Ballack heiraten.«
»Der ist schon verheiratet.« Mama lacht, schon das erste halbe Glas Sekt lässt ihre Wangen rot aufleuchten. »Obwohl – bei diesen begehrten Fußballprofis weiß man nie. Wovor hast du Angst?«
»Kaum eine Stunde bevor ich Vincent kennen gelernt habe, hat Papa mich davor gewarnt, einem Jungen den Kopf zu verdrehen. Soll ich ihm jetzt sagen, klasse, du hattest Recht, ich bin so verschossen, dass ich keinen Freistoß mehr von einem Neunmeter unterscheiden kann?«
»Er kennt dich genau«, stellt Mama fest und streicht Janni gedankenverloren übers Haar.
»Dabei nimmt Vincent ihm nichts weg.« Ich schiebe mein Sektglas weg und nehme mir stattdessen aus dem Kühlschrank eine Selters, sonst wird mir hier noch ganz trieselig. »Natürlich spiele ich weiter Fußball.«
Mama nickt. »Und wie ist er so, dein neuer Freund?«
Bei diesem Wort macht mein Herz gleich einen Hüpfer, es ist alles noch so frisch, so unglaublich für mich. Lange schwärme ich ihr von Vincent vor, bin noch mitten im Erzählen, als wir hören, wie die Wohnungstür aufgesperrt wird. Gleich darauf steht Papa in der Küche. Augenblicklich verstumme ich, setze mich rasch an den Esstisch und blättere in einer Fußballzeitschrift, die entweder er oder ich dort liegen gelassen haben.

Mama eilt auf ihn zu und küsst ihn strahlend auf den Mund, ehe sie auch ihm ein Glas Sekt einschenkt, um noch einmal die Neuigkeit von ihrer Stelle als Fotografin zu verkünden.
»Na, herzlichen Glückwunsch«, meint er und lächelt kaum. »Dann brechen ja hier jetzt ganz andere Zeiten an.«
»Was meinst du damit?«, fragt Mama und tritt einen Schritt von ihm zurück. »Freust du dich nicht für mich?«
Papas Augen wandern durch den Raum, bis sie an mir haften bleiben. Mit meinem Mineralwasser in der Hand blicke ich auf und lächle ihm zu, den Zeigefinger auf der Zeile in einem Artikel über den FFC Turbine Potsdam*, bei der ich gerade stehen geblieben war.
»Na gut«, sagt er schließlich. »In einer modernen Familie machen eben die Frauen Karriere. Warum auch nicht?«
Ein paar Minuten lang herrscht Stille. Mama nippt mit schnellen, winzigen Schlucken ihr Sektglas leer, während Papa seines in zwei Zügen hinunterstürzt. Dann jedoch strafft er seinen Körper, atmet tief durch und hebt Janni auf seine Schultern.
»Dann werde ich euch jetzt zur Feier des Tages zum Essen ausführen«, verkündet er. »Was haltet ihr vom Italiener? Carolin als Sportlerin muss viel Pasta essen. Und du, Janni? Salamipizza?«

Für mein erstes richtiges Rendezvous mit Vincent habe ich mir fest vorgenommen, dass es etwas ganz Besonderes werden soll. Dieses Mal soll er mich nicht in verschwitzten Fußballklamotten sehen, mit zerzaustem Haar und womöglich auch noch nach Schweiß stinkend. Er soll mich nicht wütend antreffen, verzweifelt oder irgendwie außer mir; ich will, dass er spürt,

* eines der erfolgreichsten Teams in der Fußball-Bundesliga der Frauen

wie sehr ich mich auf ihn freue. Also fange ich lange vor unserem Treffen an, mich schön zu machen.

Meine frisch gewaschenen Haare entwirre ich vorsichtig mit einem grobzinkigen Kamm, damit sie nicht zu kraus wirken, sondern schön gelockt auf meine Schultern fallen, sogar ein wenig Duftöl gebe ich in die Spitzen und massiere es ein, bis sie glänzen. Ich ziehe eine ziemlich neue, frisch gewaschene Jeans an, die gut sitzt und meine Beine etwas schlanker aussehen lässt, dazu ein langärmeliges Top mit ovalem Ausschnitt, das ich sonst nur zu Familienfeiern trage. Nach der Schule habe ich mir vom Taschengeld ein paar Schminksachen gekauft; Bianca hat mich beraten. Dreimal muss ich mir die Wimperntusche abwischen und wieder neu auftragen, weil sie immer wieder verschmiert, mit dem Lipgloss in zartem Rosé klappt es zum Glück besser. Beinahe gefalle ich mir, als ich mich schließlich mit heftig pochendem Herzen im Spiegel betrachte. Meine Haare kitzeln mich im Nacken, ich schließe die Augen und stelle mir vor, es wären stattdessen seine Finger, die mich sachte streicheln. Wir waren noch nie irgendwo ganz allein.

Erschrocken fahre ich zusammen und reiße die Augen wieder auf, als ich plötzlich das Gefühl habe, es sei noch jemand außer mir im Raum, und tatsächlich erscheint Mama hinter mir im Spiegel. Sie muss hereingeschlichen sein wie eine Fee. In ihren Augen lese ich leise Besorgnis, obwohl sie lächelt.

»Carolin«, beginnt sie leise, »wenn es soweit ist zwischen euch … zwischen dir und deinem Vincent …«, sie legt von hinten ihre Hand auf meine Schultern, »dann komm aber vorher zu mir, ja? Wir müssen unbedingt noch über Verhütung sprechen.«

»Verhütung?«, wiederhole ich und blicke wieder in den Spiegel. Meine Haare binde ich jetzt doch lieber schnell zu einem Zopf

zusammen. »Woran du immer gleich denkst! Vincent und ich kennen uns erst seit ein paar Tagen, also *davon* sind wir noch meilenweit entfernt!«
»Sag das nicht.« Zwischen Mamas Augenbrauen gräbt sich eine senkrechte Falte ein, die ich noch nie an ihr gesehen habe. »Das geht manchmal schneller, als man denkt. Besonders, wenn einer von beiden schon Erfahrung hat.«
Der letzte Satz bohrt sich wie ein Dorn in meine gute Laune. Erfahrung. Natürlich hat Vincent Erfahrung, er war ja lange genug mit seiner Nina zusammen. Aber das erzähle ich doch nicht alles meiner Mutter. Ich glaube nicht, dass er mich gleich drängen wird, mit ihm zu schlafen. Dazu ist Vincent viel zu gefühlvoll.
»Es ist sowieso an der Zeit, dass wir mal einen Untersuchungstermin beim Frauenarzt für dich ausmachen«, fährt Mama unbeirrt fort. »Du warst ja noch nie dort, oder?«
»Nein!« Ich schreie beinahe, plötzlich geht sie mir dermaßen auf den Keks, ich bin verliebt und mache mich gerade schön für meinen Freund, wieso platzt sie hier einfach herein und faselt von irgendwelchen Ärzten und Untersuchungen?
»Versprichst du es mir?«, fragt sie noch einmal.
»Es wird noch dauern«, erwidere ich, ziehe meine Lippen noch einmal etwas kräftiger nach und presse sie auf ein Kosmetiktuch. »Und jetzt muss ich los.«

Vincent wartet vor dem Kino auf mich, lässig an einen gläsernen Schaukasten gelehnt, in dem die Bilder des Films aushängen, den wir sehen wollen. Mein Herz hämmert vor Freude, als ich beobachte, wie er auf seine Armbanduhr schaut und sich dann suchend umblickt, suchend nach mir, ich kann es kaum begreifen. Heute Abend ist die Luft erstaunlich mild für Mitte

Oktober. Die Sonne hat dem Herbstlaub ihr letztes Licht geschenkt; die Blätter leuchten jetzt so kräftig, als schiene sie noch immer, dabei ist der Himmel trübe, vielleicht wird es noch regnen. Vincent strahlt mich an, als ich über die Straße renne, auf ihn zu, noch immer erscheint es mir wie ein Wunder, dass sich jemand so freuen kann, mich zu sehen, einfach so, ohne dass ich vorher mindestens drei Tore geschossen haben oder dem Gegner einen Freistoß blockiert haben muss. Eng umschlungen treten wir in die Eingangshalle des Kinos, es ist ziemlich voll, Vincent sagt, dass er Karten für die hinterste Reihe kaufen will, weil uns dort niemand beobachtet. Den Film habe ich erst vor kurzem mit Bianca gesehen und Vincent vielleicht sogar noch mit Nina, aber das ist egal. Keinem von uns beiden geht es um die Liebesgeschichte dort auf der Leinwand. Es ist unsere Liebe, die zählt. Wir wollen nichts weiter als im Dunkeln dicht nebeneinander sitzen und uns gegenseitig spüren.

Doch als wir endlich an der Reihe sind und unsere Portmonees zücken, schüttelt die grauhaarige Dame im Kassenhäuschen bedauernd den Kopf, schiebt ihre Brille bis auf die Nasenspitze und heftet ihren Blick auf uns.

»Ausverkauft«, sagt sie und schiebt die Schublade mit den Bargeldfächern zu. »Sie sind auch etwas spät dran, die Werbung hat schon begonnen. Nächstes Mal rufen Sie besser vorher an und reservieren.«

»Der Film ist doch schon länger im Programm«, erwidert Vincent, »und selbst kurz nach der Premiere bekam ich abends noch Karten! Haben Sie wirklich keine mehr?«

»Lass doch, Vincent«, sage ich, hier drinnen ist mir heiß in meiner Jacke. »Wir können doch auch was anderes unternehmen.«

»Für Kino 2 gibt es noch Karten.« Die Kassiererin deutet mit ihrer faltigen Hand nach nebenan, wo die Schlange nun ebenfalls langsam anwächst. »Die Actionkomödie mit dem verrückten Polizisten.«

Vincent winkt ab, zum Glück. So ein Klamaukfilm wäre nicht das richtige für unsere romantische Stimmung. Ein wenig ratlos stehen wir auf der Straße herum, noch immer die Arme umeinander gelegt, doch niemand kann uns etwas anhaben, schon gar nicht diese schnippische Tante an der Kasse. Während ich meinen Daumen in eine Gürtelschlaufe seiner Jeans stecke, fühle ich eine tiefe innere Zufriedenheit in mir aufsteigen, weil wir jetzt zusammen hier sind, weil er meinetwegen hier ist, ich fühle mich so geborgen und doch so stark und frei, als könnte weder mir noch ihm jemals wieder etwas passieren. Wir gehören zusammen, und ich wundere mich, dass all die vielen Menschen auf der Straße und in dieser Stadt nicht bemerken, was geschehen ist, dass sie immer noch trübsinnig oder albern dreinschauen und einfach weiter ihrer Wege gehen, ins Theater, zur nächsten Currywurstbude oder wohin auch immer, obwohl doch gerade die Welt stehen geblieben ist vor lauter Schönheit und Liebe. Die milde, würzige Herbstluft breitet sich ganz in mir aus, jede Leuchtreklame auf diesem Boulevard scheint mich zu grüßen wie eine verzauberte Sternschnuppe. Vincent nimmt mein Gesicht in seine Hände und küsst mich, seine Zunge streichelt meinen Mund, dass ich mich fühle wie elektrisiert.

»Ich möchte sowieso am liebsten mit dir allein sein«, sagt er leise, und seine Stimme klingt ein wenig rau. »Filme sehen können wir auch bei mir, meine Schwester hat einen tollen DVD-Player. Den leiht sie uns bestimmt, samstagabends ist sie sowieso nie da!«

Vincents ältere Schwester Mara saugt gerade Staub im Flur, als er die Wohnungstür bei sich zu Hause aufsperrt und wir Hand in Hand in den Flur treten. Sie muss ungefähr 20 sein, im Gesicht sieht sie ihm ziemlich ähnlich, beide haben die gleiche schmale Nase und dieselbe Haarfarbe, nur hat sie ein paar gefärbte Strähnchen in verschiedenen Blondtönen darin und natürlich einen völlig anderen Schnitt. Meine Angst, sie könnte mich vielleicht nicht mögen, verfliegt sofort, als sie mit ihrem großen Zeh den Sauger ausschaltet, eilig auf mich zukommt und mich mit einem strahlenden Lächeln begrüßt und an sich drückt.

»Vincent hat erzählt, du spielst Fußball«, sagt sie und nickt mir anerkennend zu. »Finde ich absolut klasse. Sag mir mal Bescheid, wenn du ein Spiel hast, dann komme ich zuschauen!«

Vincent verschwindet in ihrem Zimmer, um den DVD-Player und ein paar Filme zu holen. Während er weg ist, zeigt Mara mir die Wohnung; in der Küche öffnet sie sogar alle Schränke und erklärt mir den Inhalt. »Damit du dich gleich auskennst und alles findest«, sagt sie und lacht. »Wenn du Hunger oder Durst hast, warte lieber nicht, bis Vincent dir was anbietet. So was vergisst er nämlich gern in seiner Bequemlichkeit.«

Ich bedanke mich und frage sie etwas verlegen nach der Toilette.

»Die letzte Tür links«, antwortet sie und deutet den Flur entlang, einen langen, schmalen Korridor, wie viele Altbauwohnungen ihn haben. Als ich zurückkomme, steht Mara dicht vor Vincent im Türrahmen zu seinem Zimmer, inzwischen hat sie eine schwarze Jacke an und hängt sich eine kleine Schulterriementasche um. Den Staubsauger hat sie weggeräumt. Leise dringt ihre Stimme aus der Entfernung an mein Ohr, alles verstehe ich nicht. Doch als ich wieder zu den beiden trete, strahlt sie mich erneut an.

»Schönen Abend euch beiden«, sagt sie und zwinkert mir zu. »Genießt die sturmfreie Bude. Unsere Eltern sind sicher nicht vor Mitternacht zurück, und ich bleibe bis morgen bei meinem Freund. Pass gut auf mein Brüderchen auf, Carolin!«

»Sehr witzig«, knurrt Vincent und schiebt Mara zur Tür hinaus. »Hau bloß ab!«

Dann sind wir allein. Ein wenig verlegen lächelt er mich an und streichelt meinen Nacken, bevor er Maras DVD-Player an den Fernseher in seinem Zimmer anschließt. Eine Zeit lang beobachte ich ihn, seine schnellen, sicheren Bewegungen hier in dieser Wohnung, die sein Zuhause ist und in der ich mich noch etwas fremd fühle, besonders jetzt, wo Mara gegangen ist. Zum Glück sieht Bianca Vincents Zimmer nicht, sonst würde sie gleich wieder über ihn herziehen. Auf seinem zerwühlten Futonbett liegen ein paar zusammengeknüllte T-Shirts und Boxershorts herum, versehentlich stoße ich mit dem Fuß gegen eine umgekippte leere Colaflasche, die nun langsam über den blauen Teppichboden rollt. Leise lache ich in mich hinein, als mein Blick auf ein Riesenposter von Bart Simpson fällt, daneben hängt eine ziemlich zerstochene Korkpinnwand mit einer etwas ausgeblichenen Autogrammkarte von Michael Schumacher im roten Ferrari. Während Vincent den Videokanal überprüft, trete ich neugierig näher, die Pinnwände anderer Leute interessieren mich immer.

Lauter Zettel mit Telefonnummern hängen daran, meine zuoberst, darunter ein Kärtchen mit einem Zahnarzttermin für übernächste Woche, in der rechten oberen Ecke Vincents Stundenplan und überall verteilt ein paar Fotos, alte Passbilder vom Schulfotografen. Wie süß Vincent aussah, als er kleiner war! Auch auf einem anderen Foto erkenne ich ihn, dieses kann jedoch nicht älter sein als vom letzten Sommer, braun gebrannt sieht er darauf aus in seiner Badehose, die Haare nass und wirr und noch nicht ganz so lang wie jetzt, mit entspanntem Lächeln strahlt er mich von dem Foto an. Halb vom Stundenplan verdeckt schaut ein weiteres hervor, nur ein paar glattrasierte schlanke Mädchenbeine sind zu sehen, die müssen Mara gehören. Vorsichtig, um nichts zu zerknicken, trete ich näher und hebe den Stundenplan an.

Von wegen Mara. Das Mädchen auf dem Foto habe ich noch nie gesehen, dennoch weiß ich sofort, wer es ist, im knappen Bikini und mit einer Figur, die noch mehr hält als das, was die Beine versprochen haben. Ein heißer Schauer überläuft mein Gesicht wie Feuerglut, dennoch bemerke ich aus den Augenwinkeln, dass Vincent sich aufrichtet und neben mich tritt. Mit einem Ruck reißt er Ninas Foto ab und die unterste Schublade seines Schreibtisches auf, um es darin verschwinden zu lassen, mit der Rückseite nach oben. Leise und rau dringt sein Räuspern an mein Ohr, während er meinen Kopf an seine Schulter zieht und mit den Fingern mein Haar krault, beinahe bewegungslos, so als wäre er in Gedanken ganz weit weg. Bei Nina. Das Foto hat alles verdorben.

Ich weiß nicht, wie viel Zeit vergangen ist, bis ich fühle, wie ein tiefer Atemzug durch seine Brust geht. Endlich greift Vincent nach meinen Händen, die ihn diese ganzen endlosen Minuten lang nicht umschlungen gehalten haben, sondern schlapp an meinem Körper herunterhingen.

»Ich hatte total vergessen, dass dieses Bild noch da hing.« Seine Stimme vibriert dicht über mir, warm und tief. »Es hat überhaupt keine Bedeutung mehr für mich, Carolin. Glaub mir.«

»Wirklich nicht?«, frage ich gepresst, das Gesicht noch immer an seiner Brust verborgen. Eine Träne lässt sich nicht länger in meinen Augen festhalten und benetzt seinen Pullover, insgeheim flehe ich, der Stoff möge so dick sein, dass Vincent die nasse Wärme nicht spürt. Ich will nicht wegen Nina heulen, und ich schlucke die Frage herunter, warum er das Foto nicht weggeworfen hat, wenn es so unwichtig ist.
»Hab keine Angst«, antwortet er, als habe er meine Gedanken erraten, und drückt einen Kuss auf mein Haar. Nun ist er wieder bei mir, ich fühle es ganz genau und lege jetzt doch etwas zögerlich meine Arme um ihn. Seine Hände wühlen sich entschlossen unter meiner Strickjacke durch, bis sie warm und beruhigend über meinen Rücken wandern, sich dann nach vorn tasten auf meinen Bauch. Dicht unter dem Ansatz meiner Brüste lässt er sie ruhen.
»Du fühlst dich so gut an«, raunt er und lässt seine Lippen über meinen Hals wandern, küsst die weiche Stelle in der Beuge zur Schulter hin und arbeitet sich wieder aufwärts vor und spielt mit der Zunge in meiner Ohrmuschel, drückt sich eng an mich. »So weich. Du bist das einzige Mädchen auf der Welt, das ich liebe, Carolin.« Er küsst mich noch einmal. »Nur du.«

Zweiter Teil
Passiert

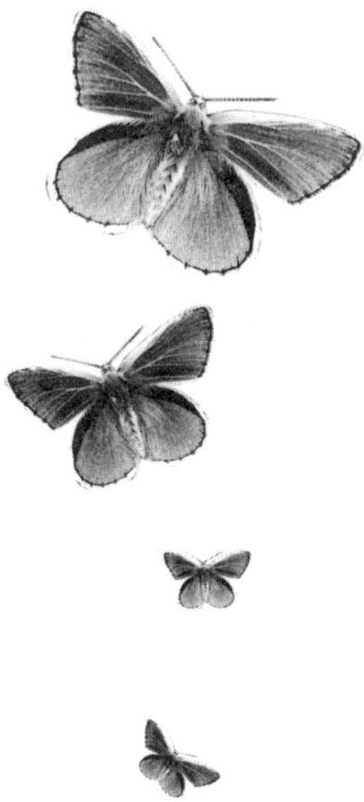

Carolin

Über Nacht ist ein früher Winter hereingebrochen. Als Papa und ich zum Sportplatz vom 1. FFC Union Berlin fahren wollen, gegen die wir heute spielen, entdecken wir dünne Frostdecken auf den Windschutzscheiben, und bevor ich unsere mit einem Metallschaber freikratze, hauche ich meinen Atem darauf. Die Luft riecht nach Eis, doch in meinem Inneren glüht noch alles. Gestern Abend haben Vincent und ich miteinander geschlafen. Es war mein erstes Mal. Nachdem es ganz am Anfang kurz wehgetan hat, war es schön, und ich fühle, es hat uns beide noch enger zusammengeschweißt. Das Spiel gegen Hohen Neuendorf vor zwei Wochen habe ich als kleines Mädchen gespielt. Jetzt trete ich als Frau an. Mein Vater, der nichts davon ahnt, schließt den Wagen auf und schaltet das Gebläse ein, um die Scheiben auch von innen freizubekommen.

Beim Frühstück habe ich ihm immerhin erzählt, dass es Vincent gibt und dass er zum Zuschauen kommen will. Seitdem hat Papa noch kaum ein Wort mit mir gesprochen. Im Erdgeschoss des Hauses, vor dem unser Auto parkt, geht die Balkontür auf und eine kleine alte Frau in blau gemusterter Kittelschürze hängt Meisenknödel an einem leeren Rankgitter auf. Als ich kurz zu ihr hochschaue und winke, lächelt sie mir zu, doch Papa ruft, dass ich ihm lieber weiter beim Eiskratzen helfen solle. Wir kämen sonst zu spät.

Ruhig und doch hellwach wandern meine Augen kurz darauf über den Spielfeldrasen, während wir uns warm laufen und Papa mir und den anderen Mädchen letzte Tipps und Anweisungen für das bevorstehende Viertelfinale gibt. Die Unioner Spielerinnen, die sich ebenfalls aufwärmen, wirken schon jetzt selbstbewusst; allein an der Art, wie sie paarweise ihre Dehnübungen machen, erkenne ich, dass sie ein eingeschworenes Team sind. Sonst hätten sie es auch nicht ebenso weit geschafft wie wir.

Aber heute bin ich noch stärker als sie. Ich komme mir vor wie ein Adler, der mit ausgebreiteten Schwingen über den ganzen Platz segelt und mit seinen scharfen Augen alles überblickt, was unter ihm geschieht. Nicht die kleinste Bewegung im hintersten Winkel entgeht ihm, bis er schließlich in der entscheidenden Sekunde im sicheren, punktgenauen Sturzflug seine Beute packt. Ich will unbedingt, dass wir gewinnen.

»Die Mädels von Union sind kluge Taktikerinnen«, höre ich Papa eindringlich sagen. »Also müssen wir sie ein bisschen durcheinander bringen. Von uns wissen sie, dass wir gern durch die Mitte spielen. Drängen wir also heute mehr über die beiden Flügel nach vorn und versuchen schnell das Führungstor zu erzielen. Ich zähle auf alle drei Sturmspitzen. Alles klar?«

»Klar«, antworten wir im Chor. Dajana als Spielführerin geht zur Seitenwahl an den Anspielpunkt in der Spielfeldmitte, wir anderen hüpfen noch ein wenig auf und ab, um unsere Beinmuskeln zu lockern. Die Anspannung so kurz vor diesem wichtigen Spiel ist bei beiden Mannschaften spürbar, nur ich bin innerlich vollkommen relaxt. Kurz vor dem Anpfiff entdecke ich Vincent am Spielfeldrand hinter der Bande; als unsere Blicke sich treffen, ist es, als ob er mir mit seinem Lächeln einen unsichtbaren Zaubertrank reicht, der mich unbesiegbar macht. Egal wie dieses Spiel ausgeht, danach wird er mich wieder in den Arm nehmen, ich werde seine Haut spüren, warm und duftend, um mich herum und in mir, selbst wenn wir verlieren.

Aber das werden wir nicht. Ich habe mit Vincent geschlafen, und seitdem habe ich so viel Kraft. Dennoch entgeht mir nicht, dass Papa von seinem Platz aus mit leicht mürrischer Miene mit der Hand wedelt, um mich zur Mannschaftsaufstellung zu dirigieren.

»Sind beide Teams bereit?«, fragt der Schiedsrichter, dann pfeift er das Spiel an. Gleich beim Anstoß spielt Dajana zu mir und läuft los, ich täusche einen Pass nach vorn zu Marie vor, schlage den Ball jedoch nach links zu Friederike, die sofort von einer Abwehrspielerin beschattet wird. Ich laufe weiter mit und biete mich an, erwische den Ball kurz darauf erneut und hebe ihn über die herauslaufende Unioner Torhüterin ins Tor! 1:0 für uns in der 2. Spielminute! Sekunden später hängen meine Mannschaftskameradinnen überall an mir, irgendwie schaffe ich es jedoch, Vincents Blick zu erhaschen. Er strahlt und zeigt mir seinen erhobenen Daumen, ich werfe ihm eine Kusshand zu. Papa ist von seiner Trainerbank aufgesprungen und klatscht in die Hände. Die gegnerische Torhüterin legt sich den Ball zurecht und stößt ab. Schon geht das Spiel weiter.

Die Unionerinnen scheinen unsere Taktik schnell zu erfassen und versuchen, uns durcheinander zu bringen, wo sie können, doch heute wittere ich auch ihre Tricks schon im Voraus. Keine von uns überrascht es, dass die Mannschaft nach unserem schnellen 1:0 versucht Druck zu machen, um den Ausgleichstreffer zu erzielen. Tatsächlich treiben sie den Ball mit großartigen Spielzügen in unsere Hälfte, doch als im Strafraum schon fast die Luft brennt und die gegnerische Mittelstürmerin den Ball elegant mit der Brust stoppt, bin ich als Bewacherin zur Stelle und zwinge sie, ungenau abzuspielen. In einem Verzweiflungsakt zielt die gegnerische Nummer 5 aufs Tor, doch unsere Torhüterin Ranja läuft genau im richtigen Moment

heraus und schnappt sich den Ball vor dem linken Eck mit einer unglaublichen Leichtigkeit.
Nun ist die andere Mannschaft so verblüfft, dass sie mehr als eine Viertelstunde lang unkonzentriert vor sich hin kickt und uns mehrmals foult. In dieser Zeit gelingt Marie ein Treffer durch einen Freistoß aus 14 Metern Entfernung, 2:0 für uns! Danach spielen wir erst recht wie im Rausch, Dajana, Friederike und ich sind überall gleichzeitig, und besonders mir gelingt heute fast alles, was ich versuche. Bis zum Halbzeitpfiff bekommen wir noch fünf Torchancen, eine davon verwandle ich drei Minuten vorher durch eine geschickte Täuschung zweier Abwehrspielerinnen im gegnerischen Strafraum zum 3:0.
»Wahnsinn!«, jubelt Vincent, als ich nach dem Halbzeitpfiff zu ihm eile, um mir einen Kuss abzuholen. »Wenn ich dich spielen sehe, könnte ich glatt auch noch zum Fußballfan werden!«
»Als Verehrer meiner Tochter bleibt dir auch kaum etwas anderes übrig.« Papa ist hinzugetreten und schlägt seine vor Kälte steif gewordenen Hände aneinander. Vor dem Spiel hat er Vincent nur mit einem knappen Kopfnicken begrüßt, als ich beide einander vorstellte, doch jetzt sieht er ihn endlich richtig an und klopft ihm sogar kurz auf die Schulter, nachdem er mich ein paar Mal übermütig im Kreis herumgewirbelt hat. Nur ganz verhalten lese ich in seinen Augen, was er denkt: Einen Jungen, den man nicht jedes Wochenende auf irgendeinem Fußballplatz findet, kann sowieso niemand ernst nehmen.
»Bis jetzt warst du wirklich großartig«, sagt Papa zu mir und drückt mir einen Schmatzer auf die Wange. »Sei in der zweiten Halbzeit auf der Hut. Die anderen werden nichts unversucht lassen, um dich zu stoppen.«
»Ich muss in die Kabine«, sage ich und winde mich aus seinem Arm. Vincent greift noch einmal nach meiner Hand, ich jedoch

streife seine nur ganz kurz und laufe zu den Umkleideräumen. Vincent ist bei mir, und ich war selten so gut wie heute. Aber gerade deshalb werde ich sicher in der zweiten Halbzeit nicht nur von der gegnerischen Mannschaft bewacht werden. Sondern auch von Papa.

Tatsächlich habe ich nach dem Seitenwechsel anfangs Mühe, mich zu konzentrieren. Wie mein Vater vorausgesagt hat, habe ich gleich nach dem Anpfiff zwei Schatten, die sich so dicht an meine Fersen heften, dass mir kaum ein Spielzug sauber gelingt. Immer wenn ich abgeben will, rutscht mir eine von ihnen in den Ball, und mein Pass misslingt; zweimal verliere ich den Ball sogar, und schon bekommt der 1. FFC Union Oberwasser und steuert zielstrebig unsere Hälfte an. Zum Glück ist unsere Abwehr darauf vorbereitet und riegelt den Strafraum hermetisch ab, und die beiden Spielerinnen, die an mir kleben, fehlen deutlich an anderer Stelle. Dadurch erscheinen wir insgesamt noch immer als die überlegene Mannschaft. In der 47. Spielminute jedoch geschieht es: Die rechte Stürmerin von Union fummelt mir den Ball ab und zieht eine fantastische Flanke vor unser Tor. Während Ranja vor Schreck wie einbetoniert in der Mitte der Torlinie stehen bleibt, steigen die Mittelstürmerin und unsere Abwehrspielerinnen Marie und Valeska gemeinsam mit Dajana hoch, Dajana hebt unwillkürlich ihren linken Arm und – »Hand!« Die empörten Stimmen aus dem Publikum vermischen sich mit dem schrillen Ton aus der Trillerpfeife des Schiedsrichters. Dajana hebt sofort beschwichtigend ihre Hände, doch ihr Fehler lässt sich nicht mehr rückgängig machen. Ohne lange zu fackeln, verwandelt die gegnerische Spielerin mit der Rückennummer 4 den verdienten Neunmeter zum 1:3. Mein Vater springt von sei-

nem Platz auf der Trainerbank auf und rudert wild mit den Armen.
»Was ist denn in euch gefahren!«, herrscht er uns vom Spielfeldrand aus an. »Carolin, es ist doch nicht das erste Mal, dass du ein bisschen schärfer bewacht wirst! Wo bist du nur mit deinem Kopf! Spiel wie ein normaler Mensch und nicht wie eine Bratwurst!«
Auf die Entfernung kann er nicht sehen, dass seine Worte mir heiße Tränen in die Augen treiben. Ich tue so, als kämen sie vom Wind, und wische sie rasch fort. Ich würde alles für ihn tun, aber ich will auch, dass er meinen Freund akzeptiert. Stattdessen legt er es offenbar darauf an, jeden Fehler, den ich mache, auf Vincent zu schieben.
Bei dem Sprung hat Eva versehentlich ihren Ellbogen in Maries Rücken gerammt, Papa eilt zu ihr, um zu checken, ob sie weiterspielen kann. Unbemerkt nutze ich diese kleine Verzögerung und eile zu Vincent.
»Man könnte glatt eifersüchtig auf deine beiden Schatten werden«, witzelt er. »So nah wäre ich dir jetzt auch gern. Mach dir nichts aus dem Tor, ihr führt doch immer noch hoch genug.«
»Das ist nicht komisch«, erwidere ich. »Wenn unser Spiel weiterhin so mies läuft, legt Union gleich noch einen Treffer nach. Das wäre ein absoluter Albtraum. Gegen dieses Team haben wir noch nie verloren, aber wenn wir so weiter machen, steht es bald unentschieden. Was glaubst du, was dann los ist! Mein Vater …«
»Er sieht zu uns her«, raunt Vincent, sein Gesicht ganz nah vor meinem. »Du musst wieder aufs Spielfeld. Denk einfach daran, dass ich dich liebe!« Er legt seine Hand an meine Wange und streichelt mich, dabei sieht er mir zärtlich in die Augen. Ein

paar Sekunden lang sind wir ganz allein miteinander. »Vielleicht hilft das. Und jetzt zeig den Damen da draußen, was in dir steckt!«

Obwohl ich eben noch verzweifelt war, könnte ich jetzt vor Glück heulen, während ich zurück auf den Platz laufe. Vincent liebt mich, endlich hat er es gesagt. Ich liebe ihn auch. Nicht einmal Papas Spruch von wegen »Bratwurst« tut mir noch weh, denn es gibt jemanden, der auf ganz andere Art zu mir gehört als er. Auf erwachsene Art. Vincents Liebe macht mich unbesiegbar.

Beim Anstoß schiebt Dajana den Ball zu Friederike. Die dribbelt zwei Gegnerinnen aus und flankt zu mir, und nun kann mich nichts und niemand mehr aufhalten, am allerwenigsten meine zwei Bewacherinnen. Mit einem winzigen Täuschungsmanöver lasse ich sie hinter mir, und erst in der Mitte des Strafraums spiele ich das runde Leder wieder zu Dajana zurück, die die ganze Zeit mitgelaufen ist, und die zirkelt es vollkommen gelassen in den rechten Dreiangel. Sekunden später liegen wir drei Stürmerinnen uns in den Armen, und die anderen werfen sich jubelnd auf uns.

Nach diesem Vorsprung sind die gegnerischen Spielerinnen wie erstarrt vor Schreck, und jetzt, knapp sieben Minuten vor Spielende, sind sie zu erschöpft, um das Match noch herumzureißen. Übermütig fege ich über den Platz, als hätte ich das nicht schon fast eine Stunde lang getan, und nutze die nun deutliche Unterlegenheit der Union für ein Kopfballtor nach einer herrlichen Flanke von Friederike. Nur eine Torchance vergebe ich noch, indem ich den Ball gegen den Pfosten knalle, doch als endlich der Schlusspfiff in unseren Ohren schrillt, ist mir niemand böse, im Gegenteil. Alle Mannschaftskameradinnen kommen angelaufen, um mir zu gratulieren, was ich sofort

an die anderen Torschützinnen weitergebe, und auch Papa strahlt wieder, stürmt mit ausgebreiteten Armen auf mich zu und umarmt mich ganz fest. 5:1 ist ein traumhaftes Ergebnis. Vielleicht wird doch noch alles gut.
»Dein Freund ist richtig süß«, bemerkt Dajana kurz darauf im Umkleideraum und holt wieder ihr Haargel aus der Sporttasche. »Weißt du übrigens noch, was du uns versprochen hast, falls wir heute gewinnen?«

Vincent

Vincent nimmt seinen Kugelschreiber und kritzelt in Graffitischrift Carolins Initialen in das unebene Holz des alten Schülertisches, an dem er seine Englischarbeit schreiben muss. Erst drei von zehn Fragen zu George Orwells *Animal Farm* hat er beantwortet, weil die Klasse die betreffenden Kapitel ausführlich im Unterricht besprochen hat, doch nun kommt er nicht mehr weiter. Das Buch liegt noch zu Hause auf seinem Schreibtisch, mit dem Lesezeichen genau an der Stelle, wo er es vor zwei Wochen zum letzten Mal zugeklappt hat. In der Schule war das kein großes Problem gewesen, Marcel hatte seins immer dabei und ließ Vincent in den Stunden mit hineinschauen. Aber zu Hause hat er schon ewig nichts mehr für Englisch getan. Wenn er alleine in diesem Buch las, kapierte er kaum ein Wort.
Wahrscheinlich liegt das aber eher an Carolin als an Orwells Geschichte vom Aufstand gequälter Schweine und Kühe, denkt er und fängt an, die Liebes- und Hassschwüre zu studieren, die zahllose Schüler schon vor ihm auf diesem Tisch hinterlassen haben, in wer weiß wie vielen Jahren; dieses museumsreife Möbelstück hat ja sogar noch eine Vertiefung fürs Tintenfass. »I love Jutta, gez. Jürgen

1966«, steht genau über seinem Herzen für Carolin; »I miss you, Manfred«, entziffert er unter seinem Arbeitsblatt. Kaum noch eine freie Stelle ist auf der Tischplatte zu finden. 1966 ist lange her. Ob Jutta und Jürgen noch zusammen sind?

Mit Carolin zu schlafen war schön, denkt Vincent und malt einen Pfeil durch das Herz, ganz anders als mit Nina, irgendwie weicher, zärtlicher. Er hat genau gemerkt, wie sehr sie in ihn verknallt ist, wie eine durstige Blume hat sie auf jede seiner Berührungen reagiert, nachdem er ihre anfängliche Angst weggestreichelt hatte. Und auch er hat sich ganz hingeben können, brauchte sich nicht zu fragen, ob er gut genug für sie war, ob er ihr alles recht machte. Es war einfach geschehen, und seitdem weiß Vincent: Auch er ist verliebt, vielleicht noch mehr als in Nina. Dieses seltsame Fußballgirl hat ihn ganz schön durcheinander gebracht. Verrückt, wenn es ausgerechnet mit ihr etwas Längeres würde.

Vom Tisch einen Meter weiter rechts ertönt ein leises Piepen, Herr Lehnmüller, der Englischlehrer, blickt wütend von seinem Pult auf und erinnert mahnend daran, dass die Schüler solche Uhren besser zu Hause lassen sollen, zumal wenn eine Klassenarbeit anstünde. Wie um an seine Anwesenheit zu erinnern steht er auf und wandert gemessenen Schrittes durch die Reihen, schaut hier jemandem über die Schulter, hebt da beim Blick auf die Arbeit eine Augenbraue. Nachdem er an Vincents Tisch vorbeigegangen ist, schüttelt er den Kopf, Vincent ist froh, als er Lehnmüller endlich wieder von hinten sieht.

»Vincent!«, flüstert eine Mädchenstimme hinter ihm, er dreht sich um, und schon landet eine sorgfältig gerollte kleine Papierkugel auf seinem Tisch. Sophia, die Klassenbeste, die ihn vor einem halben Jahr mit Nina zusammengebracht hat, lächelt und hebt unauffällig den Daumen, also sind es die Lösungen der Arbeit. Vorsichtig, um kein Geräusch zu machen, beginnt Vincent den Zettel auseinander zu falten. Das Papier auf dem Oberschenkel, beginnt er mühsam die winzige Mädchenschrift zu entziffern.

Aufgabe 4 begreift er sofort, die Absicht des Autors, eigentlich hätte er auch selbst darauf kommen können, wenn auch nicht so ausgefeilt wie Sophia. Rasch schreibt er ihre Antworten ab, und es gelingt ihm sogar, die Sätze noch etwas zu variieren, zum ersten Drittel des Buches fällt ihm jetzt etwas ein, das sie noch gar nicht bedacht hat. Nun zu Aufgabe 5, die muss Vincent komplett übernehmen, da er nicht annähernd begreift, was Lehnmüller mit der Frage überhaupt meint. Nur die Satzstellung ändert er ein wenig. Als er sich Sophias Antwort zur sechsten Frage durchliest, geht sie mit ihrem Blatt an ihm vorbei, um es abzugeben.

»Schon fertig?«, fragt Lehnmüller. Er sitzt inzwischen wieder am Lehrerpult und korrigiert die Diktate der siebten Klasse. Wohlwollend blickt er Sophia über seinen Brillenrand hinweg an. »Alles nach Fehlern durchgesehen?«

»Schon längst«, gibt Sophia flüsternd zurück.

»Ruhe«, tönt es von einem Platz in den hinteren Reihen.

Sophia strahlt ihren Lehrer selbstsicher an, klemmt sich ihre Tasche fester unter den Arm und wendet sich zum Gehen. »Schönen Tag noch!«

Als sie an Vincents Tisch vorbeigeht, zwinkert sie ihm noch einmal ermutigend zu, inzwischen ist er bei Aufgabe 7 angelangt. Ohne ihren Zettel wäre er aufgeschmissen, aber da er nicht auffallend plötzlich drauflos schreiben kann, als hätte er eine Eingebung gehabt, nachdem er fast zwei Drittel der Stunde vergebens über seinem Arbeitsblatt gegrübelt hat, ist er gerade dabei, das Herz um Carolins Anfangsbuchstaben nachzumalen, als Sophia einen Blick auf seinen Tisch wirft.

»Nur noch sieben Minuten«, flüstert sie kaum hörbar, »beeil dich!«

Dann eilt sie zur Tür.

Sieben Minuten, da kann mir nicht mehr viel passieren, denkt Vincent und schielt wieder auf den Spickzettel von Sophia. Eine Frage wird er auslassen und eine nur halb beantworten, dann wird es immer noch mindestens eine Drei. Aber Lehnmüller scheint doch etwas gehört zu haben und ist mit vier langen Schritten neben ihm.
»Heben Sie mal ihr Blatt an«, fordert er ihn auf.
»Bitte«, stößt Vincent hervor, auf einmal kommt es ihm heiß vor in diesem Raum unterm Dach, aber unter seiner Klassenarbeit ist nichts Verdächtiges.
»Zeigen Sie Ihre Hände«, befiehlt Lehnmüller weiter, korrekte Haltung im etwas zu engen Tweedanzug, dieses Mal verlangt niemand nach Ruhe. Alle halten im Schreiben inne und starren zu Vincent hin. Auch seine Hände sind frei von heimlichen Notizen, aber noch während Sophias Zettel von seinem Bein rutscht und zu Boden fällt, denkt Vincent, dass er zwar seinen Fuß darauf stellen kann aber dass es nicht viel nützen würde, denn so blind kann nicht mal Lehnmüller hinter seiner dicken Brille sein, und selbst wenn, irgendjemand aus der Klasse würde es sehen und Vincent spätestens dann verpfeifen, wenn er eine bessere Note bekäme als viele andere, die nicht gespickt haben. Wie hinter einem Schleier sieht er zu, wie der Lehrer mit dem Rücken zu ihm in die Hocke geht und nach dem rosa Zettel neben seinen eigenen schmuddeligen Camelboots greift.
»Vincent Löschner, Sechs«, verkündet Lehnmüller laut genug für alle und nimmt gleich seine Arbeit vom Tisch. »Packen Sie Ihre Sachen, junger Mann. Sie können gehen.«
Unten vor der Cafeteria steht Sophia mit einem Cappuccinobecher in der Hand an die Heizung gelehnt und schleckt Milchschaum vom Löffel.
»Alles gut gegangen?«, fragt sie. »Übrigens hat Nina gesagt, du sollst sie mal anrufen. Du hättest noch zwei CDs von ihr, sie würde

die auch abholen kommen, wenn du keine Zeit hast, zu ihr zu gehen. Willst du auch 'nen Kaffee?«
»Falsche Kuh«, brummt Vincent und geht. Draußen auf dem Schulhof findet er einen Apfelgriebsch und schleudert ihn gegen das Gebäude. Viel besser fühlt er sich nicht, als er die Stelle auf der Scheibe im zweiten Stock sieht, die er getroffen hat, und der zermatschte Rest irgendwo ins Gebüsch plumpst.
Wenigstens sehe ich Carolin heute Nachmittag, denkt er. Ich muss sie mal fragen, wann sie Geburtstag hat, vielleicht könnte ich ein cooles Bild für sie sprühen, irgendwo, etwas Besseres als das Gekritzel da auf dem dämlichen Tisch. Oder ich male eins mit meinen Künstlerstiften. Was interessiert mich also dieser Lehnmüller mit seiner Englischarbeit?

Zweite Woche

Carolin

»Du hast schon mit ihm gepoppt? Echt?« Bianca starrt mich an, als würde ich mich hier, mitten im Arbeitslehreraum unserer Schule, nackt ausziehen und auf einem der Zeichentische einen Tabledance hinlegen. Lachend strecke ich meine Hand aus und klappe ihren offen stehenden Kiefer wieder zu.
»Nicht nur einmal«, informiere ich sie mit einem viel sagenden Lächeln und fange an, die Sägespäne unter den Tischen zusammenzufegen. Zwei Stunden lang haben wir Teile für ein CD-Regal ausgesägt und zusammengeleimt. Meins werde ich Vincent zu Weihnachten schenken. Oder vielleicht Papa.
Bianca hängt die Laubsägen, die manche einfach irgendwo in den Werkzeugschrank gedonnert haben, ordentlich an die da-

für vorgesehenen Haken, aus manchen schraubt sie noch gerissene Sägeblätter heraus und wirft sie in den Mülleimer. »So weit bin ich ja noch nicht mal mit Marcel!«
»Nicht?« Dieses Mal werfe ich ihr einen kurzen, überraschten Blick zu, ohne meine Arbeit zu unterbrechen. Die anderen aus unserer Klasse sind schon weg, nur wir beide haben uns sogar extra zum Aufräumen gemeldet, damit wir endlich mal ungestört reden können. In der großen Pause hatten wir keine Chance. Die Frostperiode vom vorletzten Wochenende ist längst vergessen, zwei Tage dauerte sie nur, seitdem regnet es fast durchgehend. Auch heute entleeren sich dunkelgraue Wolken über den Straßen von Berlin, als wollten sie damit einen Preis gewinnen. Wir haben den ganzen Tag Regenpausen, die wir im Klassenraum verbringen müssen, ungestört ist man nicht mal auf dem Klo.
»Ich finde es ja süß von Marcel, dass er mich nicht drängen will«, sagt Bianca gedehnt und macht die Schranktüren zu. »Aber so langsam … Ich kann schlecht selbst damit anfangen, oder was meinst du?«
»Von uns beiden hat niemand angefangen.« Ein heißer Schauer durchströmt meinen ganzen Körper, als ich an unser erstes Mal zurückdenke, obwohl es danach eher noch schöner wurde. »Es hat sich einfach so ergeben. Wir haben gar nicht darüber nachgedacht.« Ich stelle den Besen an die Wand und schaue verträumt aus dem Fenster, sehe den Regentropfen zu, die schwer in schmutzige Pfützen fallen. Wenn sie dabei Blasen werfen, heißt es, hört der Regen bald auf. »Vielleicht war es deshalb so romantisch.«
Auch Bianca hält in ihrer Arbeit inne und mustert mich mit neugierigem Blick. »Hätte ich deinem langhaarigen Schlaffi gar nicht zugetraut«, gibt sie zu. »Und die Pille? Verträgst du die?

Ich will meine nämlich mal wechseln, weißt du. Ich glaube, ich nehme davon zu. Welche nimmst du denn?«

»Die Pille lass ich mir noch verschreiben«, antworte ich, hole Handfeger und Müllschippe aus der Ecke des Raumes und versenke die zusammengekehrten Sägespäne im Abfall. »Ich hätte ja auch nicht gedacht, dass es jetzt schon passiert.«

»Aber dein Schatz nimmt doch Gummis, oder?« In Biancas Stimme schleicht sich ein alarmierter Unterton ein. »Da musst du echt aufpassen. So was vergessen die Typen nämlich ganz gerne mal. Und dann hast du nur Stress, weil sie natürlich trotzdem nicht verzichten wollen.«

»Beim ersten Mal war es ja spontan«, sage ich und gehe zu einem riesigen alten Waschbecken aus Emaille, in dem wir sonst nur unsere Pinsel und Arbeitsgeräte abspülen. Sogar das scheuere ich jetzt, dummerweise kommt aus dem Hahn nur kaltes Wasser. So wird es nie richtig sauber. »Aber jetzt nimmt Vincent Gummis, klar. Einmal hat er sogar seinem Vater einen aus dem Nachttisch geklaut!«

»Nicht schlecht, die Nummer!« Bianca lacht, schließt den Werkschrank ab und greift nach ihrer Handtasche, um eine Tube rosafarbenes Lipgloss herauszufischen. Ganz ohne Spiegel schafft sie es, sich sauber die Lippen nachzuziehen. »Löschner senior wird schön dumm gucken, wenn seine Frau plötzlich noch mal Nachwuchs erwartet.« Dann hält sie inne und sieht aus, als horche sie in sich hinein.

»Mist«, stößt sie endlich hervor und durchwühlt ihre Tasche erneut. »Ich fürchte, ich habe meine Tage gekriegt. Hast du noch einen Tampon?«

»Bestimmt! Meine kommt nächste Woche auch«, beruhige ich sie. Mein Rucksack steht noch auf dem Stuhl, auf dem ich in der Arbeitslehrestunde gesessen habe. Eilig durchwühle ich sämtliche Fächer, erst das große Hauptfach, in dem ich schon alle möglichen verloren geglaubten Dinge wiedergefunden habe, dann das Innenfach und zum Schluss das kleine Reißverschlussfach ganz vorn.

»Tut mir Leid«, sage ich schließlich, richte mich auf und hänge mir den Rucksack über die Schultern. Mit Aufräumen sind wir fertig. »Habe sie wohl letztes Mal alle verbraucht. Komm, wir gehen zum Sekretariat! Frau Kleinschmidt hat immer ein paar Probepäckchen in ihrem Schrank.«

»Ich weiß.« Bianca hakt sich bei mir unter und wirft ihre blonden Locken nach hinten. Den Arbeitslehreraum lassen wir offen, es kommt sowieso gleich wieder eine Klasse und bringt alles durcheinander. »Die Reste vom Aufklärungsunterricht. So bleiben uns wenigstens noch ein paar Minuten Physik erspart.«

Dritte Woche

Carolin

Beim ersten Mal kann nichts passieren. Wer genau das gesagt hat oder wo ich es vielleicht gelesen haben könnte, weiß ich nicht mehr, aber bestimmt ist an solchen alten Weisheiten immer ein Körnchen Wahrheit. Dass ich meine Regel noch nicht bekommen habe, muss gar nichts bedeuten. Zu blöd, dass ich immer wieder vergesse aufzuschreiben, wann ich sie zuletzt hatte – bisher war es einfach nicht so wichtig. Wen interessiert es schon, ob von einer Blutung bis zur nächsten 28 oder 32 Tage vergehen? Mich jedenfalls nicht. Irgendwann kommt meine Regel immer, und meistens genau dann, wenn ich gerade überhaupt nicht daran denke. Wenn ich nachher mit den Hausaufgaben fertig bin, muss ich auch in meine Sporttasche fürs Training unbedingt ein paar Tampons stecken, genau wie in meinen Schulrucksack. Nichts ist peinlicher als ein rot durchgesuppter Slip, und das auch noch beim Sport.

Zum Glück haben wir heute nicht so viel auf; bis ich los muss, schaffe ich die fünf Aufgaben in Mathe auf jeden Fall und vielleicht auch noch das Stundenprotokoll in Chemie. Deutsch mache ich heute Abend, wir sollen nur die Klassenlektüre, Friedrich Dürrenmatts *Besuch der alten Dame*, bis zum dritten Akt weiterlesen und uns Stichpunkte machen. Das werde ich gemütlich im Bett erledigen, aber erst nachdem ich mit Vincent telefoniert habe. Heute können wir uns nicht sehen, weil er mit seinem Vater zur Autowerkstatt fährt. Vincents Vater ist im Moment Taxifahrer, weil sein Laden pleite gegangen ist; er hat Autozubehörteile verkauft. In der Werkstatt, wo er jetzt immer sein Taxi durchchecken lässt, kann Vincent vielleicht ein Praktikum machen und mit sehr viel Glück bekommt er dort eine Lehrstelle. Denn im Moment sieht es so aus, als ob er die elfte Klasse nicht schafft, und wenn es so bleibt, will er von der Schule abgehen.

Meine Matheaufgaben gehen glatt auf, also klappe ich das Buch zu und packe schon alles für morgen ein. Den *Besuch der alten Dame* lege ich schon vorsorglich auf mein Kopfkissen, hoffentlich schlafe ich nach dem Fußball nicht noch beim Lesen ein. Wie ich unseren Lehrer, Herrn Meinold, kenne, lässt er uns gleich wieder einen Aufsatz darüber schreiben, dabei ist der letzte gerade mal fünf Wochen her. Ich weiß noch genau, wie ich bei der letzten Erörterung gelitten habe. Aber ich hatte an jenem Morgen solche Kopfschmerzen, wie immer am ersten Tag meiner Regel, und in meinem Unterleib zog und zwackte es wie verrückt. Kein Wunder, dass nur eine Drei minus dabei herauskam. Ich hätte mich krank melden sollen.

Vor fünf Wochen ... Dann müsste meine Regel jetzt aber wirklich jeden Tag kommen. Den Aufsatz haben wir an einem Freitag geschrieben, so steht es auch in meinem Schülerkalender, den ich jetzt hektisch aus meinem Schulrucksack zerre und so hastig durchblättere, dass mehrere Seiten einreißen. Am Samstag zwei Wochen darauf habe ich zum ersten Mal mit Vincent geschlafen. Beim ersten Mal kann nichts passieren, habe ich gedacht. Seitdem haben wir wirklich immer verhütet. Aber das erste Mal ist jetzt fast drei Wochen her, so sehr ich auch rechne und überlege. Auf einmal packt mich die Angst, mein Herz hämmert wie wild in meiner Brust, meine Kehle fühlt sich an wie ein ausgedörrtes Flussbett und meine Fingerspitzen sind so kalt und steif, dass ich den Kalender kaum halten kann.

Beruhige dich, Carolin, beschwöre ich mich selbst in Gedanken, lege das Stoffband, das als Merker im Buchrücken des Kalenders befestigt ist, auf die Seite von dieser Woche zurück und packe ihn weg, um mich mit einem tiefen Atemzug in meinem Schreibtischstuhl zurückzulehnen und die Augen zu schließen. Beruhige dich, wenn überhaupt, bist du erst ein paar Tage überfällig oder nicht einmal das. Du wirst schon nicht gleich schwanger sein.

Eine ganze Weile lang bleibe ich so sitzen, ganz still, mit geschlossenen Augen, und versuche in mich hineinzuhorchen, mit meinem Körper Kontakt aufzunehmen wie mit einem Alien oder mit jemandem aus dem Jenseits. Es ist, als versuchte ich Stimmen zu hören, wo keine sind, Signale zu empfangen, für die es keinen Sender gibt. Ich habe noch nie über meinen Körper nachgedacht, außer darüber, ob er fit und trainiert genug ist für das nächste Match auf dem Fußballplatz oder das Training in der Halle. Und jetzt sitze ich hier wie eine meditierende vierzigjährige Ökofrau beim Yoga, horche nach Zeichen meiner Weiblichkeit und muss feststellen, dass ich darin absolut ungeübt bin. *Vielleicht* ziept es ein winziges bisschen in meinem Unterleib, *vielleicht* tun meine Brüste etwas weh, wenn ich sie berühre. Das kenne ich immerhin, das habe ich kurz vor der Regel meistens. Aber auch wenn man schwanger ist, spürt man wohl ganz am Anfang nicht viel mehr. Oder?

Wenn man schwanger ist. Erneut durchfährt mich ein heißer Schrecken, ich reiße die Augen wieder auf und blicke mich in meinem Zimmer um wie in einem fremden Raum, es ist so, als ob ich gar nicht da bin, es ist alles so unwirklich. Ich will nicht länger darüber nachdenken, dieser Tag muss erst mal weitergehen, es ist doch alles wie immer, ganz normal. Durch die angelehnte Tür höre ich Papas Schritte, genau wie jeden Mittwoch, er geht vom Wohnzimmer ins Bad und dann ins Schlafzimmer, wo er seinen Trainingsanzug aus dem Schrank holt und sich umzieht, dann wieder in den Korridor zurück, ich höre wie er den Schuhschrank öffnet und seine Fußballschuhe herausholt, schon hier zieht er sie an, obwohl Mama immer wieder sagt, das trüge bestimmt nicht gerade zur Pflege unseres Laminatfußbodens bei. Im Wohnzimmer läuft der Fernseher, Janni sieht sich mit seinem Teddy im Arm die *Sesamstraße* an und danach das *Sandmännchen*. Wenn Papa und ich vom Training zurückkommen, wird er schon schlafen.

»Bist du fertig, Carolin?«, ruft Papa, ich erkenne seine Silhouette durch die Riffelglasscheibe meiner Zimmertür und stehe rasch auf, um ebenfalls meine Fußballsachen aus der Kommo-

de zu kramen. Im nächsten Augenblick steckt er schon seinen Kopf herein und runzelt die Stirn, als er sieht, dass meine Sporttasche noch leer auf dem Flokati vor meinem Bett steht. Hastig nicke ich ihm zu.
»Mathe war heute so knifflig«, erkläre ich kurz und werfe mein Trikot mit der passenden Hose, danach meine Stutzen und die Schienbeinschoner hinein und lege ein sauberes Handtuch obenauf. »Fast hätte ich die Zeit vergessen. Ich gehe nur noch schnell aufs Klo!«
Papa murmelt etwas, klaubt meine Tasche auf und geht schon zum Auto. So leise ich kann, schließe ich mich im Bad ein, meine Finger zittern ein wenig, als ich meine Jeans aufknöpfe und langsam meinen Slip herunterziehe. Es ist noch kein Blut drin. Nur ein kleiner, verschmierter Tropfen Ausfluss, der gar nichts zu sagen hat, gelbliche, getrocknete Flüssigkeit, die nicht mal bedeuten muss, dass meine Regel bald kommt. Ich pinkle, obwohl ich nicht muss, und wische mich gründlich mit etwas Toilettenpapier ab; manchmal kam es schon vor, dass ich darauf die ersten Blutstropfen fand, obwohl meine Wäsche noch sauber war. Mit angehaltenem Atem schaue ich nach. Das Papier ist nur nass, weiter nichts.
Es muss gar nichts bedeuten. Die Klospülung lasse ich extra lange rauschen, als könnte ich mich dadurch leichter wieder auf einen klaren Gedanken konzentrieren, auf das Fußballtraining, auf Janni, dem ich gleich noch schnell eine gute Nacht wünschen möchte, auf Papa, der unten schon im Auto auf mich warten wird, auf Vincent, mit dem ich nur ein einziges Mal ungeschützt geschlafen habe. Beim allerersten Mal. Bis dahin war ich noch Jungfrau. Es wäre wirklich verrückt. Es sind doch erst ein paar Tage, oder noch nicht mal das. Es muss gar nichts bedeuten.

Carolin

»Ich muss dich was fragen, Bianca.« Schon wieder spüre ich diese Aufregung, diese kalten Hände, das Beben in mir, während ich an das denke, was mich schon seit beinahe zwei Wochen nicht mehr loslässt und was mich inzwischen beinahe wahnsinnig macht. Ich versuche, Biancas Blick einzufangen, den sie fortwährend durch die Menge wandern lässt, auf der Suche nach Marcel. Vincent und er wollten eigentlich an der Litfaßsäule auf uns warten, weil ich in meiner Tasche die Karten für das Fußballspiel habe, das wir alle zusammen heute besuchen wollen. Mein Vater hat sein Versprechen tatsächlich wahr gemacht und Tickets für ein Spiel der Frauen-Bundesliga spendiert, Turbine Potsdam gegen den FFC Frankfurt im Berliner Olympiastadion; und er hat nicht einmal gemosert, als ich gesagt habe, wen ich alles mitnehmen möchte. Die meisten aus dem Verein kommen auch hin.

Aber die Jungs sind noch nicht da, und schon ist Bianca unruhig, wenngleich bestimmt nicht annähernd so flatterig wie ich; sie versucht es im Gegensatz zu mir nur nicht zu verbergen. Weil ich nicht sicher bin, dass Bianca mir zugehört hat, wiederhole ich meinen einleitenden Satz, obwohl sogar meine Stimme schon zittert, so nervös bin ich inzwischen. Ich muss es loswerden, bevor Papa wiederkommt, der an einer Imbissbude nach Würstchen ansteht.

»Ich muss dich auch was fragen«, keucht Bianca jedoch, ohne mein Anliegen abzuwarten. »Glaubst du, er würde mich betrügen?«

»Marcel?«, frage ich und horche schon wieder in meinen Körper hinein, es ist in den letzten Tagen schon richtig zur Gewohnheit geworden. Aber nichts rührt sich. »Wieso sollte er das tun? Ihr liebt euch doch, oder?«

»Jasmin hat ihn neulich mit einem anderen Mädchen gesehen«, jammert sie. »Vielleicht trifft er sich gerade mit dieser Tussi und lässt uns hier sitzen.«

»Vertrau ihm doch etwas mehr«, versuche ich sie zu beruhigen, obwohl ich selber so ruhig bin wie eine gedopte Wüstenrennmaus. »Es muss nicht gleich eine Rivalin gewesen sein. Vielleicht war es eine Verwandte! Auf Vincents Schwester wäre ich bestimmt auch eifersüchtig, wenn ich sie nicht kennen würde und die beiden unverhofft zusammen in der Stadt träfe.«

»Du mit deinem Vincent.« Bianca wirft mir einen leicht genervten Blick zu und schüttelt ihr langes blondes Haar, um es gleich darauf mit einem weißen Frotteeband zu bändigen, ganz sportlich, wie immer passend zum Anlass und so ähnlich, wie ich meine Haare trage. »Ihr seid schon wie ein altes Ehepaar.«

»Bloß nicht«, gebe ich erschrocken zurück, das klingt gleich so nach Familie, am Ende ahnt sie was, merkt man mir schon was an? In meinem Unterleib ziept gar nichts mehr, ruhig, voll und warm fühlt es sich darin an, aber wahrscheinlich bilde ich mir das nur ein.

»Vielleicht war es auch eine Klassenkameradin, mit der er ein Referat schreiben muss, oder sie hatte einfach nur denselben Weg wie er«, sage ich. »Du musst nicht gleich so schwarz sehen.«

»Und was wolltest du mich fragen?« Bisher hat sie noch nicht ihre Fingernägel mit dem Ärmel poliert, aber jetzt fängt sie damit an. Ich habe schon darauf gewartet.

»Ob sich deine Regel manchmal verschiebt. Richtig lange, meine ich.« Meine Stimme klingt dünn und schwankt ein biss-

chen, und in meinen Ohren höre ich das Blut rauschen. »Warst du schon mal zwölf Tage überfällig?«
»Mal? Bin ich dauernd!«, antwortet sie, lacht kurz auf und streift mich mit ihrem Blick, der gleich darauf jedoch wieder die Menschenmassen nach Marcel durchkämmt. »Vor einer Weile waren es sogar mal acht Tage, ich hatte die Hoffnung schon fast aufgegeben. Zumal uns einmal das Gummi gerissen war – Mein Ex hatte es zum Glück gleich gemerkt und ...«
»Da kommt Vincent«, verkünde ich und fange fast an zu heulen vor Erleichterung, als ich ihn auf uns zuschlendern sehe, seinen staksigen Gang, die langen, lässigen blonden Haare, die ausgebeulten Jeans. Ich brauche ihn so, gerade jetzt, auch wenn er nichts ahnt, vielleicht gibt es gar nichts zu ahnen. Vom Imbissstand weiter hinten kommt Papa näher, also schlinge ich rasch beide Arme um Vincent, endlich spüre ich wieder seine Rippen unter der dicken Jacke, trinke seinen Kuss, atme den Duft seiner Haut. Wie ich all die Jahre ohne ihn leben konnte, ist mir schleierhaft. Doch schließlich löst er sanft meine Arme von seinem Körper und sieht Bianca bedauernd an.
»Marcel kann nicht kommen«, verkündet er leise. »Heute Nacht hatte er fürchterliche Zahnschmerzen, und jetzt hat er gerade einen ziemlich fiesen Zahnarztbesuch hinter sich. Ich soll dich ganz lieb von ihm grüßen, es tut ihm Leid.«
»Zahnschmerzen«, schnaubt Bianca, während wir uns zu dritt langsam in Richtung Stadion bewegen. »Und wie heißen die? Yvonne, Larissa, Mariella oder Nadine? Wenn an der Story was dran wäre, hätte er mich doch angerufen!« Sie bleibt stehen und tippt Marcels Nummer in ihr kleines silberfarbenes Klapphandy. Mit beschwörendem Blick starrt sie mich an, während sie auf seine Stimme am anderen Ende der Leitung wartet. Ich sage nichts, aber komisch ist das schon. Keiner von uns hat sich

etwas dabei gedacht, als Marcel gestern sagte, er könne nicht mit uns zusammen mit Papas Auto zum Stadion fahren, sondern würde mit der Bahn nachkommen. Aber dass er nun gar nicht kommt und dies zwar Vincent sagt, aber nicht Bianca … seltsam.

»Nichts«, stößt sie Sekunden später hervor. »Er geht nicht ran. Er geht einfach nicht ran!«

»Sag ich doch!« Vincent lacht und fährt mit seiner Hand zärtlich meinen Rücken hinauf und hinunter, bis ich eine wohlig kribbelige Gänsehaut bekomme, am liebsten würde ich ihn gleich noch einmal küssen. Doch nun balanciert Papa fünf Pappteller mit Rostbratwürsten auf uns zu, also halte ich mich zurück und streiche Vincent nur kurz über seine Mädchennase, den weichen hellen Flaum über seiner Oberlippe, er beißt sanft in meinen Finger. Dann nimmt er Bianca das Handy weg, schaltet es aus und klappt es zu, ehe er Papa zwei Teller abnimmt und sich höflich bedankt. Eine Bratwurst gibt er mir, sie sieht ganz schön fettig aus.

»Lass Marcel in Ruhe und genieß den Nachmittag«, sagt er, noch einmal an Bianca gewandt, und tunkt seine Rostbratwurst in Ketchup. »Morgen nach der Schule kannst du ihn besuchen und ihn ein bisschen verwöhnen. Das ist ihm bestimmt lieber als deine misstrauische Nörgelei.«

»Nimmst du mir die Wurst ab?«, frage ich ihn, nachdem ich die Hälfte gegessen habe. »Mir ist sie einfach zu groß heute.«

Vincent lacht. »Noch eine, die hier nörgelt«, sagt er, an Papa gewandt. »Nicht auszuhalten mit den Weibern.«

Es ist toll, im Stadion auf der Tribüne zu sitzen und einmal anderen Fußballspielerinnen zuzusehen. Bianca sieht ziemlich fertig aus, deshalb habe ich mich neben sie gesetzt, auf der anderen Seite neben mir sitzt Papa, ganz selbstverständlich, als wäre Vincent nicht da, der sich etwas verwirrt auf Biancas andere Seite begeben hat. Als Papa sich leicht nach vorne beugt, um die Tafel mit den Mannschaftsaufstellungen besser lesen zu können, tauschen wir Blicke aus; zum Glück scheint Vincent nicht sauer zu sein. An Biancas Rücken vorbei drücken wir einander die Hände. Dann wird das Spiel angepfiffen. Ich kann es kaum glauben, dass ich Birgit Prinz leibhaftig sehe, dort unten auf dem Rasen. Ich kenne ihre Art zu stürmen nur aus dem Fernsehen. Aber sie ist es, unverkennbar. Gleich in der ersten Minute gelangt sie in Ballbesitz, dirigiert souverän ihre Mitspielerinnen über das Feld und schießt wenig später das erste Tor.

»Hast du das gesehen?«, schreit Papa rot vor Begeisterung in mein Ohr, auch er hat unsere Fußballfrauen noch nie vorher live gesehen und strahlt, als hätte er beim Lotto gewonnen. »Die Frau ist einfach Weltklasse! Sieh genau hin, von der kannst sogar du noch was lernen!«

Das Spiel geht weiter, immer wieder kommentiert Papa die einzelnen Spielzüge, springt jubelnd auf, wenn ein Tor fällt, klatscht bei besonders gelungenen Pässen und flucht bei Fehlern und Fouls. Auch ich verfolge das Match zunächst aufmerksam und gespannt, doch keinen einzigen Moment vergesse ich die eine Frage, um die seit Tagen mein Denken kreist. Mein BH fühlt sich eng an, unauffällig rücke ich über dem Pullover ein wenig daran herum, doch es ändert nichts.

»Das 2:2 war überhaupt kein Tor!«, regt Papa sich in der Halbzeit auf. »Dieser Schiedsrichter sollte mal zum Augenarzt gehen! Ich habe ja selbst von hier aus gesehen, dass der Ball noch nicht mal auf der Linie gelandet ist, bevor die Torhüterin von Turbine ihn wegfaustete!«

In meinem Unterleib zieht es jetzt, glaube ich, stärker als letzte Woche. Oder täusche ich mich? Zu Hause muss ich unbedingt nachlesen, durch was sich die Regel alles verschieben kann. Vielleicht auch durch Stress. Schule, Fußball und Vincent – das ist mir manchmal beinahe zu viel.

»Regt dich das nicht auf, Carolin?« Papa stupst mich von der Seite mit dem Ellbogen an, ich zucke zusammen und begegne seinem prüfenden Blick.

»3:2 steht es?« Fast unmerklich schüttele ich meinen Kopf wie ein nasser Hund, um wieder klar zu werden. »Für …? Klar regt mich das auf!« Eifrig beipflichtend nicke ich ihm zu. »Der ist total parteiisch, dieser Schiedsrichter, Ariane Hingst hat überhaupt nicht gefoult.«

Um mich herum wird es ganz still. Bianca starrt mich an, ganz kurz nur, dann wühlt sie in ihrer Jackentasche und zieht ihr Handy hervor, schaltet es ein.

Vincent hebt besorgt die Augenbrauen, als sich unsere Blicke treffen, Papa rückt ein Stück von mir ab und mustert mich von der Seite. In seinen Pupillen spiegelt sich Besorgnis, aber auch Verärgerung.

»Es steht unentschieden«, betont er in das Piepen von Biancas Handy hinein, angespannt starrt sie auf das Display, doch plötzlich huscht ein befreites Leuchten über ihr Gesicht und ihre Züge glätten sich, ich kann richtig sehen, wie ihr ganzer Körper sich entspannt. Marcel hat geschrieben. Bei ihr ist alles so einfach. Ich habe keine Ahnung, ob ich mich je wieder so froh, so warm und locker fühlen werde wie sie jetzt. Wenn ich jetzt wirklich schwanger bin, sicher sehr lange nicht.

Papa ruckelt an meinem Ellbogen. Ich bin schon wieder mit meinen Gedanken weggeglitten, fort von ihm, fort vom Spiel. »Ich weiß nicht, wo du heute deinen Kopf hast«, sagt er, »aber das hätte ich nicht von dir gedacht, Carolin. Ich spendiere dir Karten für so ein Spiel, deinen Freunden noch dazu, mit Imbiss und allen Schikanen, und du ... Träumen kannst du zu Hause! Pass in der zweiten Halbzeit bitte besser auf.« Er fährt sich durch die Haare und reibt sich die Stirn. Er sieht verärgert aus, vor allem aber verwirrt. »Sonst hast du doch gar nichts davon.«

Als wir zwei Stunden später wieder zu Hause sind, renne ich sofort ins Badezimmer und schließe mich ein, zum Glück liegt mir die Wurst nicht mehr so schwer im Magen wie noch im Stadion. Ich bete und flehe beim Pinkeln, sehe absichtlich noch nicht gleich in meinen Slip, tupfe mich sorgfältig mit Papier ab, sehr sorgfältig. Mit angehaltenem Atem schaue ich nach.

Wieder nichts.

Fünfte Woche

Vincent

»He, Carolin.« Vincent rüttelt seine Freundin sanft an der Schulter und drückt ihr einen Kuss in die weiche Halsbeuge. »Nicht einschlafen, Carolin. Hör doch, das ist unser Lied. Weißt du nicht mehr?«

Carolin blinzelt und dreht sich halb zu ihm herum. »Doch, weiß ich«, sagt sie und gähnt. »*When Suzannah cries.* Dabei kann man so schön gemütlich kuscheln.« Sie macht die Augen wieder zu.

Vincent, der neben ihr auf seinem Bett liegt, streckt den Arm aus und dreht die Musik etwas lauter. »Nur Kuscheln reicht mir aber nicht.«

Er dreht sich so, dass er sie ansehen kann und stützt seinen Kopf in die linke Hand, mit der Rechten sucht er den Saum ihres T-Shirts

und fährt mit dem Finger darunter, um Carolins Haut zu streicheln. »Dafür fühlst du dich viel zu gut an.«
»Ich bin aber müde.« Die Augen noch immer geschlossen, nimmt sie seine Hand in ihre und legt seinen Arm so um ihre Taille, dass sie noch etwas dichter an ihn heranrutschen kann. Ihren Kopf schmiegt sie eng an seine Brust.
»Na hör mal, Sportlerin.« Vincent streichelt jetzt ihren Po. »Wenn das dein Trainervater wüsste. Du warst doch heute gar nicht auf dem Platz!«
»Trotzdem. Vincent, wir müssen doch nicht immer und jedes Mal! Ich bin heute einfach ausgelaugt, ist das so schlimm?«
»Schlimm nicht.« Er zieht seine Hand weg. »Aber schade. Am Anfang konntest du gar nicht genug davon bekommen. Ich habe mich so auf dich gefreut.«
»Ich bin doch bei dir«, murmelt sie. »Lass mich einfach noch ein paar Minuten ausruhen, dann bin ich bestimmt wieder fit.«
Vincent seufzt, bohrt aber nicht länger, sondern lässt Carolin los und legt sich auf den Rücken. Während er weiter der Musik lauscht, denkt er an sie, mit den verstreichenden Minuten wird auch der glühende Wunsch in ihm, sie ganz zu spüren, etwas weniger übermächtig. Es hat etwas ungeheuer Vertrautes, wie sie hier liegt, ganz selbstverständlich, als gehöre sie schon seit Ewigkeiten zu ihm. Vor wenigen Tagen erst hat seine Mutter gesagt, Carolin hätte wohl einen guten Einfluss auf ihn – an jenem Tag hatte er zum ersten Mal seit längerer Zeit ins Englischbuch gesehen. Dass er gerade vorher eine Sechs wegen Spickens kassiert hatte, weiß Tanja bis heute nicht. Vielleicht kann er es schaffen, bis zu den Zeugnissen seine Note so hinzubiegen, dass sie es nicht merkt.
Dass Carolin heute so müde ist, wundert ihn trotzdem. Überhaupt war sie in letzter Zeit stiller, nicht weniger liebevoll, und ganz sicher ist sie das erste Mädchen, mit dem er sich auch ohne große Worte

versteht, neben dem auch Schweigen angenehm sein kann. Aber eigenartig ist es doch. Behutsam nimmt er ihre Hand.
»Du kannst es mir auch sagen, wenn du was hast«, sagt er leise und streichelt ihren Daumen mit seinem. »Irgendein Problem, meine ich. Oder wenn ich was falsch gemacht habe. Wenn du sauer auf mich bist oder so.«
Carolin reißt ihre Augen auf, für den Bruchteil eines Wimpernschlags glaubt Vincent in ihrem Blick zu lesen, dass es sehr wohl ein Problem gibt oder ein Geheimnis, eines, das größer ist, als er nur im Entferntesten ahnen kann und das sie um nichts in der Welt preisgeben würde. Doch es ist nur ein winziger Moment, eine leise Ahnung, die sofort darauf wieder hinter ihrem Lächeln verschwunden ist, als sie sein vorsichtiges Streicheln erwidert.
»Sauer auf dich?«, fragt sie, mit einem so erstaunten Klang in der Stimme, als hätte er ihr vorgeschlagen, aus dem Fußballverein auszutreten und stattdessen in einem Handarbeitsclub Klöppeln zu lernen. »Das geht doch gar nicht, Vincent. Dazu habe ich dich viel zu lieb.«
»Aber wenn sonst irgendwas ist, sagst du es mir doch? Du kannst mir alles anvertrauen, ehrlich.«
»Du mir aber auch«, gibt sie zurück und schließt wieder ihre Augen.
»Klar. Wenn was Schlimmes ist, sag ich's dir schon.«
Eine Weile lang liegen sie Hand in Hand nebeneinander. Vincent lauscht der Musik, die er inzwischen wieder leiser gedreht hat, doch schließlich stützt er sich erneut auf und wendet sein Gesicht zu ihr. Carolins Lippen sind leicht geöffnet und ihr Atem geht ganz gleichmäßig, als er sieht, wie ihre Brust sich im Schlaf hebt und senkt, schon wieder brennt in ihm der Wunsch, sie überall zu berühren, doch er hält sich zurück. An der Seite seines Bettes liegt die Decke zusammengerollt; vorsichtig, um sie nicht zu wecken, greift er danach und legt sie über ihre Beine. Hoffentlich wird sie nicht krank,

denkt er, ich hätte sie vorhin nicht so drängen sollen. Mist, dass Tanja noch mindestens zwei Stunden in ihrem Getränkeladen ist, was soll ich nur machen, wenn Carolin Fieber bekommt? Vorsichtig legt er seine Hand auf ihre Stirn, um erleichtert festzustellen, dass sie nicht heißer ist als seine eigene.

Der Vibrationsalarm seines Handys lässt ihn aufschrecken, zum Glück hatte er es auf lautlos gestellt, doch er geht ran und nennt mit unterdrückter Stimme seinen Namen. Am anderen Ende meldet sich Marcel.

»Sag mal, wo steckt ihr eigentlich?«, brüllt er ins Telefon, im Hintergrund dröhnt laute Musik durch Lachen und Gläserklingen hindurch. »Wir warten hier auf euch, Du weißt doch, die Fete von meinem Bruder! Bianca ist schon eingeschnappt wie ein Kofferschloss! Hat deine Stürmerin wieder nichts Cooles anzuziehen oder was?«

Vincent heftet seinen Blick auf Carolin, die von seiner Stimme kurz wach geworden ist, sich aber gleich auf die andere Seite gedreht hat. Leise lacht er in sich hinein, als er sie jetzt sogar schnarchen hört.

»Carolin ist bei mir eingepennt«, flüstert er in den Hörer. »Ich weiß nicht, ob wir noch kommen.«

»Was? Ich verstehe dich nicht, sprich doch mal wie ein normaler Mensch! Bist du erkältet?«

»Ich nicht«, korrigiert Vincent jetzt fast in Zimmerlautstärke. »Aber Carolin vielleicht. Sie schläft, scheint total erledigt zu sein.«

»Wow, hast du sie so geschafft? Wusste gar nicht, dass du so ein Hirsch bist! Dann lass sie doch schlafen und komm alleine!«

»Nein. Jedenfalls nicht gleich. Vielleicht ist sie nachher wieder fit, es ist doch erst kurz nach neun.«

Dann hört Vincent, wie am anderen Ende die Sprechmuschel zugehalten wird, gedämpft dringt neben Marcels Stimme noch eine andere Jungenstimme an sein Ohr. Kurz darauf ist der Hörer wieder frei.

»Mein Bruder fragt, ob er Nina für dich einladen soll«, brüllt Marcel.

»Du bist ja besoffen«, erwidert Vincent und legt auf.

Aber hingegangen wäre Nina mit ihm, nicht ohne, sondern nach dem Sex oder davor. Und wenn sie noch so kaputt gewesen wäre.

Carolin

Ich muss es wissen. Länger halte ich es nicht mehr aus. Ich habe keine Blutung bekommen, und immer mehr habe ich das Gefühl, dass alle um mich herum irgendetwas argwöhnen, weil ich mich kaum noch verstellen kann. Das Wort »schwanger« hat ganz und gar von mir Besitz ergriffen, es ist das Erste, was ich morgens denke, sobald ich die Augen aufschlage, und das Letzte, bevor ich am Abend einschlafe. Alles, was ich tun muss, läuft mechanisch ab, die langen Stunden in der Schule, meine Gespräche mit Bianca, ob ich meiner Mutter in der Küche helfe oder mit Janni Türme aus Legosteinen baue. Wie ein Roboter funktioniere ich, gebe die Antworten, die von mir erwartet werden, verrichte die Dinge so, wie ich und alle anderen es von mir gewohnt sind. Doch in meinem Kopf hämmert immerzu dieses eine Wort, das ich so fürchte und das mich im Moment gefangen hält wie ein zu fest gebundener Schleier. Deshalb erscheint mir jeder Blick, den ich auffange, jedes Zögern der anderen in einer Unterhaltung wie ein Prüfen, es ist, als ob mich alle heimlich beobachten und denken: Irgendetwas stimmt nicht mit Carolin. Selbst vor Vincent kann ich es kaum noch verbergen.

Nur beim Fußball schaffe ich es, mich zusammenzureißen. Seit dem Spiel der Frauen-Bundesliga habe ich höllisch aufgepasst, nicht noch einmal so abwesend zu wirken. Tatsächlich hilft mir mein Lieblingssport sogar, wenigstens für ein paar Stunden nach hinten zu drängen, was mich zurzeit so beschäftigt. Wenn ich mit Dajana, Friederike und den anderen über den Platz fege und spüre, dass wir als Team immer besser werden, nicht zuletzt durch meine Leistungen, fühle ich mich zu Hause, dann bin ich voll konzentriert und selbstbewusst, wach und klar.

»Fußball spielen ist das, was du am besten kannst«, hat Papa gestern wieder einmal nach dem Training zu mir gesagt, als ich völlig außer Atem und mit rotem Gesicht noch im Trikot vor ihm stand. »Es ist ein Genuss, dir dabei zuzusehen. Darin liegt deine Zukunft, Carolin. Merkst du es nicht selber auch?«

Aber jetzt gerade bin ich nicht auf dem Fußballplatz. Heute hat unsere Klasse eine Exkursion ins Museum gemacht, einmal quer durch die ganze Stadt mussten wir fahren, um irgendwelche skurrilen Gegenstände und Skulpturen zu bewundern, weil wir im Kunstunterricht über den Bildhauer gesprochen haben, der sie geschaffen hat. Die Frau, die uns dort herumführte, redete zu jedem Bild mindestens eine Stunde und stellte ab und zu ein paar Fragen an uns, es war unglaublich öde. Ich konnte zum Schluss kaum noch stehen, mir ist immer noch schwindlig. Jetzt, an der frischen Luft, wird es zum Glück schnell besser. Bianca war nicht dabei, sie liegt seit vorgestern mit Fieber im Bett; verrückt, wo sie doch alle gedacht haben, *ich* wäre krank. Ich hoffe, Marcel schaut nachher bei ihr vorbei, seinem Zahn geht es jedenfalls wieder gut. Heute Abend rufe ich sie mal an.

Als Schlusslicht der Klasse trotte ich langsam zum Bus. Nach dem Bildungsmarathon heute habe ich keine Lust mehr zum Quatschen, ich könnte sowieso nichts aufnehmen von dem, was die anderen so erzählen, und es ist nicht gerade so, dass sich meine Klassenkameraden wie verrückt um mich reißen würden. Ich bin auch wieder todmüde, schon auf der Hinfahrt hätte ich fast einschlafen können. Um fünf bin ich mit Vincent verabredet, das wird schon schwierig genug, so sehr ich mich auf ihn freue. Ich kann da nicht jedes Mal herumliegen wie ein flügellahmer Vogel und will ihn auch nicht verrückt machen, wenn vielleicht gar nichts ist.

In dem Drogeriemarkt, an dem wir gerade vorbeigehen, wird das Schaufenster umdekoriert, alles wird für die herannahende Adventszeit vorbereitet, Luxusbadesalzflaschen aus Glas, gekrönt von Nikolausmützen, stehen auf roten Pannesamttüchern zwischen Teddybären mit Schals, die einen neuen Lippenpflegestift mit Apfel-Zimt-Geschmack zwischen den Pfoten halten. Den könnte ich mir eigentlich holen, vielleicht gefällt es Vincent, wenn ich beim Küssen nach Weihnachten schmecke. Schnell überhole ich die Klasse und sage Herrn Meinold Bescheid, dass ich später allein nach Hause fahre, weil ich noch einkaufen will.

»Bitte schön«, sagt er und nickt, »in eurem Alter braucht man ja keine Bescheinigung von den Eltern mehr. Aber denk dran, dass ich morgen früh eure Hefter einsammle!«

Ich habe andere Sorgen. Noch immer halb in Trance stromere ich durch den Laden, es dauert eine Ewigkeit, bis ich diesen Zimt-Lippenstift gefunden habe. Danach schlendere ich noch etwas zwischen den Regalen herum, vielleicht entdecke ich hier schon ein paar Geschenkideen für Weihnachten, vor allem für Vincent will ich nicht erst auf den letzten Drücker etwas besorgen. Obwohl – ihm könnte ich einen Schal stricken,

selbst bei Minusgraden hat er nie einen um, und ich könnte all die Liebe und Wärme hineinstricken, die ich für ihn empfinde.
Bei den Parfüms bleibe ich etwas länger stehen, für Mama wäre so etwas ein tolles Geschenk. Jetzt, für ihren neuen Job, macht sie sich immer schick zurecht und möchte bestimmt auch gut duften; vielleicht finde ich auch etwas für Bianca oder ein schönes, sportliches Duschgel für Dajana. Kurz entschlossen öffne ich irgendeinen Testflakon, der mir gefällt, und sprühe mir einen Nebel aus fein zerstäubtem Duft aufs Handgelenk.
Sofort wird mir wieder schwindlig, wenn auch nur ganz leicht, schnell stelle ich den Flakon wieder weg. Vielleicht werde ich tatsächlich krank, wie Bianca, sie kann mich ja angesteckt haben, ohne es zu wissen. Oder bin ich doch … Es ist heiß hier drin, mein gesteppter Daunenanorak macht mich gleich wahnsinnig, ich muss raus hier. Eine stark geschminkte Frau im Webpelzmantel versperrt mir den Weg zur Kasse, sie stinkt nach zu viel Haarspray, bestimmt hat sie Lippenstift an den Zähnen. »Verzeihung«, murmele ich und will mich an ihr vorbeizwängen, da fällt mein Blick auf etwas, das ich hier in der Drogerie nun wirklich nicht vermutet hätte, ich dachte, so etwas gibt es nur in Apotheken, wo man extra danach fragen muss, nie im Leben würde ich mich das trauen. Hier jedoch greife ich sofort danach. »Schwangerschaftsfrühtest« steht mit blauer Schrift auf der schmalen, weißen Schachtel, die ich hastig mit der ganzen Hand umschließe, ehe ich vorwärts eile.
Als die Kassiererin mir den Betrag nennt, den sie eingescannt hat, beuge ich mich tief über mein Portmonnee. Aber in dieser Gegend hier muss ich eigentlich nicht befürchten, dass mich jemand kennt.

Alle Zimmer liegen still in der Dämmerung, als ich nach Hause komme, um diese Jahreszeit werden die Tage schnell kürzer. Sobald ich das Licht in der Küche eingeschaltet habe, fällt mein Blick auf einen Zettel, den Mama für mich geschrieben hat. »Bin mit Janni Schuhe kaufen«, steht darauf. »Papa kommt gegen sechs. Mach dir die Suppe warm, wenn du Hunger hast, Kuss, Mama.«

Sehr gut. Also habe ich genug Zeit, in aller Ruhe den Test zu machen, ohne dass jemand etwas davon mitbekommt. Mit schweißnassen, kalten Fingern versuche ich, das rote Bändchen um die Cellophanhülle der Packung aufzureißen. Es gelingt mir nicht gleich, weil ich anfange zu zittern, meine Zähne klappern, ich befühle die Heizung unter dem Fenster und zucke zurück, so heiß ist sie. Dann atme ich tief durch und probiere es ganz langsam noch einmal.

Ein schmales, weißes Stäbchen finde ich in der Schachtel, die Anleitung dazu begreife ich trotz meiner Aufregung zum Glück schnell. Ich muss nur das Stäbchen in meinen Urinstrahl halten, wenn ich auf die Toilette gehe, und wenn sich der weiße Streifen in dem kleinen Sichtfenster innerhalb von fünf Minuten blau verfärbt, »sind Sie mit an Sicherheit grenzender Wahrscheinlichkeit schwanger«, heißt es auf dem kleinen Beipackzettel. Bleibt er weiß, könne ich im Moment davon ausgehen, nicht schwanger zu sein. »In diesem Fall ist es jedoch auch möglich, dass Sie den Schwangerschaftstest zu früh angewendet haben, denn das Schwangerschaftshormon ist im Urin frühestens ca. eine Woche nach Ausbleiben der Regelblutung nachweisbar. Sollte Ihre Periode also trotz eines negativen Testergebnisses nicht einsetzen, empfehlen wir Ihnen, den Test zu einem späteren Zeitpunkt zu wiederholen und/oder sich an Ihren Frauenarzt zu wenden.«

Also gut. Es muss sein. Länger kann ich mit dieser Ungewissheit nicht leben. Wenn ich erst mal weiß, was los ist, bin ich bestimmt auch wieder gelassener, dann kann ich überlegen, wie es weitergehen soll. Ich werde den Test jetzt machen, irgendwie glaube ich auch gar nicht, dass er positiv ist. Es kann nicht sein, es ist alles so unwirklich. Ich und schwanger, das wäre ein Witz; jetzt wo ich dieses alberne Plastikstäbchen in der Hand halte und den Klodeckel hochklappe, kann ich gar nicht mehr begreifen, dass mich dieser Gedanke so verrückt gemacht hat, wochenlang. Ich glaube es überhaupt nicht mehr, aber trotzdem ziehe ich das jetzt durch. Nur zur Gewissheit. Diese fünf Minuten nur, und dann ist wieder alles so, wie es war, ich kann aufatmen und mich wieder auf meine Welt konzentrieren, auf den Fußball, auf Vincent, die Schule und das ganze Drumherum.

Beinahe feierlich öffne ich meinen Gürtel, lasse die Jeans herunter, setze mich hin und befolge ganz genau die Anweisungen des Tests. Als ich fertig bin, wickle ich das Stäbchen in Toilettenpapier und lege es aufs Fensterbrett. Dann wasche ich mir sehr, sehr lange und gründlich die Hände.

Gerade will ich zum Handtuch greifen, da dringen aus dem Flur Mamas und Jannis Stimmen zu mir herein. Mein Herz hämmert mir bis in die Kehle, voller Panik drücke ich noch zweimal die Klospülung, dann schnappe ich das eingewickelte Teststäbchen, die Pappschachtel und die Anleitung und stopfe mir alles unter den vorderen Bund meiner Jeans. Ein paar Sekunden warte ich noch, bis ich nicht mehr am ganzen Körper zittere, dann riegele ich auf.

»Ach, *da* bist du!« Mama zieht Janni den Anorak aus und tritt auf mich zu. »Ich habe dich schon überall gesucht. Kommst du auch in die Küche? Ich habe heute Mittag von der Arbeit

Kuchen mitgebracht, vom Feinsten! Musst du unbedingt probieren.«
»Sieh mal, Carolin, meine neuen Pokemon-Stiefel!«, ruft Janni und hebt stolz seinen linken Fuß.
»Super sehen die aus«, keuche ich, »ich bin sofort da, muss nur noch schnell meinen Kunsthefter raussuchen und in den Rucksack stecken. Herr Meinold sammelt die morgen ein.«
In meinem Zimmer lasse ich mich kraftlos aufs Bett fallen und brauche erst mal eine Weile, bis ich wieder klar denken kann. Aber dann kann ich nicht länger warten. Langsam greife ich unter meinen Pullover, ziehe das Stäbchen hervor und noch beim Auswickeln schwankt und dreht sich das ganze Zimmer um mich herum, die Wände kommen auf mich zu, der Boden sackt in die Tiefe, und die Decke scheint eine Kuppel über meinem Kopf zu bilden, wie unter einer Glasglocke sitze ich da.
Der Streifen ist blau. Blauer ginge es gar nicht.
Schwanger, hämmert es in meinem Kopf, während ich drei Minuten später in der Küche mit unbeschwerter Miene erlesenen Kuchen lobe, du bist schwanger, Carolin. Früher in der Grundschule haben alle im Biobuch immer heimlich die Aufklärungsseiten angesehen, Zeichnungen vom menschlichen Embryo, wie ein gekrümmter hautfarbener Wurm sah der aus, oder wie die verpuppte Larve eines Schmetterlings. So eine Larve hat sich jetzt in mir eingenistet, ganz heimlich und lautlos.
Weder den Apfeltraum noch die Schoko-Himbeer-Création schmecke ich richtig, am Milchkaffee verbrenne ich mir fast den Mund, nicht einmal der angeblich berühmte Vanille-Biskuitgenuss erreicht meine Sinne. Ich bin schwanger. Ich erwarte ein Baby. Taub vor Angst wache ich erst wieder auf, als Papas Schlüssel im Türschloss herumgedreht wird, gleichzeitig

klingelt das Telefon, Papa kommt rein, geht ran und reicht mir gleich den Hörer, noch in Mantel und Schuhen.
»Ich bin's, Vincent«, höre ich am anderen Ende meine Lieblingsstimme wie aus weiter Ferne. »Wolltest du nicht seit einer Stunde bei mir sein?«
Schon wieder habe ich das Gefühl, als ob alle in mich hineinsehen können, als ob ich nackt hier am Tisch sitze. Ich weiß nicht, was ich sagen soll, ich kann nicht. Mir ist alles zu viel. Ich stehe auf und gehe, den Hörer ans Ohr gepresst, in mein Zimmer und schließe die Tür hinter mir.
»Ich möchte dich so gern spüren«, sagt Vincent, seine Stimme wärmt mich von innen her, taut alles in mir auf. Ich kann ihn doch nicht schon wieder abwimmeln, nicht andauernd vertrösten. Trotzdem. Es geht einfach nicht. Nicht heute. Nicht jetzt auch noch ausgerechnet *das*.
»Ich kann nicht«, flüstere ich, »ich glaube, ich werde krank, Vincent. Du hast es ja letztens schon gemerkt. Ich rufe dich an, wenn es mir wieder besser geht.«
Dann lege ich auf und gehe zurück in die Küche. Ich muss Papa begrüßen. Als ob nichts sei.

Sechste Woche

Carolin

»So langsam kannst du mir aber nichts mehr vormachen.« Nach dem Mittagessen legt mir Mama einen Stapel frisch gewaschener Wäsche aufs Bett, den ich in meinen Schrank einsortieren soll. Ich zucke zusammen, als hätte ich einen Stromstoß bekommen. Eigentlich kann sie nichts wissen, ich habe bisher niemandem etwas gesagt, und den Schwangerschaftstest letzte

Woche habe ich absolut indiziensicher entsorgt. Verstohlen schaue ich in den Spiegel, aber dass sie mir jetzt schon etwas ansieht, kann auch nicht sein. Bisher habe ich nicht mal zugenommen, nicht ein Gramm.
»Wieso vormachen?«, frage ich deshalb, »ich mache dir überhaupt nichts vor! Womit denn auch?«
»Nun tu nicht so.« Mit einem spitzbübischen Lächeln setzt sie sich neben mich aufs Bett und kitzelt mich in der Taille. »Ihr seid ja solche Turteltäubchen, du und dein Vincent. Erzähl mir also nicht, dass ihr nur Händchen haltet. Vincent ist siebzehn, in dem Alter will ein Junge doch schon mehr.«
»Ach, das meinst du.« Erleichtert blase ich Luft aus meinen Backen, das Kitzeln habe ich kaum bemerkt. »Ja. Wir haben schon ... aber noch nicht so oft.«
»So. Und beim Frauenarzt warst du trotzdem noch nicht, wie?«
»Muss ich da hin?«, ich senke den Kopf und ziehe meine Socken etwas höher, damit sie nicht mitbekommt, wie heiß mir wird. Bestimmt bin ich noch dazu puterrot. »Wir verhüten doch auch so. Vincent verhütet.«
»Mein liebes Kind.« Ruckartig steht Mama wieder auf und stemmt die Hände in die Hüften. »So ein Kondom kann immer mal reißen, ihr beide wärt nicht das erste Pärchen, dem das passiert. Oder stell dir vor, es rutscht ihm beim Herausziehen ab. Was dann?«
»Mama!«
»Das hat es alles schon gegeben, da brauchen wir gar nicht groß drum herum zu reden. Du bist doch aufgeklärt, oder?«
Ich schweige. Mama geht ein paar Schritte in meinem Zimmer auf und ab, holt einige Male Luft, um etwas zu sagen, setzt sich schließlich doch wieder neben mich und legt seufzend den Arm um meine Schultern.

»Empfängnisverhütung kann man nicht einfach den Männern überlassen«, betont sie, jedoch etwas ruhiger als gerade eben noch. »Die sind da nun mal nicht so zuverlässig, glaub mir. Vincent ist ja dein fester Freund, ihr hängt aneinander, und da ist es ganz natürlich, dass ihr auch regelmäßig miteinander schlaft. Aber gerade dann ist die Pille das Sicherste, glaub mir, am besten mit dem Kondom zusammen. Es gibt ja heutzutage ganz leichte Präparate, gerade für junge Mädchen, die gar nicht so sehr in den Hormonhaushalt eingreifen. Man nimmt davon auch nicht zu, deinem Fußball schadet es also auch nicht.« Sie macht eine Pause. »Du willst doch nicht schon mit sechzehn ein Baby haben, oder?«

Wenn nur mein Herz nicht so hämmern würde, bis in die Halsschlagader spüre ich es. Seit ich festgestellt habe, dass meine Regel ausgeblieben ist, habe ich ständig das Gefühl, unter Hochspannung zu stehen, wenn ich nicht gerade vor Müdigkeit kaum ansprechbar bin. Der Schwangerschaftstest hat das alles nicht besser gemacht, ganz im Gegenteil. Ich will endlich mal wieder meine Ruhe haben, mich entspannen, einfach nur das machen, was gerade dran ist. Stattdessen habe ich nur noch Chaos im Kopf. Nach dem, was Mama mir jetzt gerade aufgetischt hat, kann ich wohl kaum zu ihr sagen: Doch, Mama. Das Baby ist schon unterwegs. Herzlichen Glückwunsch, du wirst bald Oma, und Klein Janni wird bestimmt ein ganz süßer Onkel.

Es geht einfach nicht.

Sie steht auf und geht zur Tür. »Ich muss noch arbeiten«, sagt sie, die Klinke schon in der Hand. »Aber vorher such ich dir noch die Telefonnummer von Frau Dr. Kubisch raus, zu der ich auch immer gehe. Versprichst du mir, dass du dich da anmeldest, oder soll ich das machen?«

»Lass nur«, antworte ich und zupfe ein paar Flusen von meinem Pullover. »Mach ich schon selber.«
An unserer Wohnungstür klingelt es, Mama geht und macht auf, durch die angelehnte Tür meines Zimmers höre ich die Stimme des Hausmeisters abwechselnd mit ihrer, das kann dauern. Ich lasse mich auf meinem Bett auf den Rücken sinken und bin froh, dass so keiner mitbekommt, wie meine Kehle sich von innen her zuschnürt und die ganze Verzweiflung in mir aufsteigt, genau wie die Tränen, die ich brennend in meinen Augen spüre, bis sie endlich hervorquellen, viel zu lange haben sie schon festgesessen, jetzt rinnen sie heiß und nass an meinen Schläfen hinunter und in die Haare über meinen Ohren. Ich will nicht laut heulen und wimmern, damit nicht doch noch jemand kommt und mir Fragen stellt. Trösten kann mich sowieso niemand, wie denn auch? Also presse ich beide Hände auf meine Brust, als könnte ich dadurch das Schluchzen unterdrücken, das immer heftiger wird und schließlich von meinem ganzen Körper Besitz ergreift, ich rolle mich auf meinem Bett zusammen und schreie meinen Kummer nach innen, lautlos und ganz allein, beiße in den Zipfel meines Kopfkissens, bis ich irgendwann, warm und erschöpft, langsam weicher werde, jetzt bin ich nur noch müde, unendlich müde.
Mit dem großen Zeh angele ich am Fußende nach meiner Fleecedecke, um sie mir bis über die Schultern zu ziehen. Wie ein Baby, den Zipfel noch immer nass gesabbert im Mund und mit dick verquollenen Augen unter immer noch nassen Wimpern, schlafe ich ein.

»Nach der miserablen Leistung, die du heute bietest, muss ich dich auswechseln«, zischt Papa in der Halbzeitpause und starrt mich mit gerunzelter Stirn an. Es ist das erste Vorrundenspiel

des Hallenmasters-Turniers, wir müssen viele Punkte sammeln, um weiterzukommen. Zum Glück hat er mich wenigstens beiseite genommen und putzt mich nicht vor dem gesamten Team herunter. »Du spielst heute wie eine Anfängerin! Dein Fehlpass, den die Gegnerinnen für ihr Führungstor ausgenutzt haben, war mehr als eine Blamage. Und dann schießt du auch noch um ein Haar ein Eigentor, weil du in der Abwehr nicht schnell genug am Ball bist! Hast du dafür eine Erklärung?«
Ich schüttele den Kopf und schweige. Ich kann es ihm nicht sagen, niemals. Jetzt und hier sowieso nicht. Mir ist so schlecht, so unglaublich übel wie noch nie in meinem Leben, doch er darf es nicht merken, nicht jetzt und hier, eigentlich nie.
»Beim Training gestern war es kaum besser«, fährt Papa fort. »Allmählich frage ich mich wirklich, ob dein Freund dir so den Kopf verdreht hat, dass du nicht mehr klar denken kannst. Ich wusste schon, weshalb ich von Anfang an nicht gern gesehen habe, dass du mit ihm losziehst.« Er wirft einen kurzen Blick hinüber zur Tribüne auf der anderen Seite der Halle, wo Vincent steht, erst kurz vor dem Halbzeitpfiff ist er gekommen. Heute wäre es mir fast lieber gewesen, er wäre nicht da.
»Es liegt nicht an Vincent«, erwidere ich. »Es tut mir Leid, Papa. Ich will mich ja anstrengen, aber …«
»Was aber?«, setzt er nach, als ich zögere, seine Stimme ist voller Ungeduld. »Wir können hier nicht ewig diskutieren, den anderen habe ich auch noch ein paar Dinge zu sagen. Ich wollte eigentlich mit euch ins Finale.«
»Dann wechsel mich nicht aus«, bitte ich ihn also, obwohl mir nichts lieber wäre als das. »Ich will es noch mal versuchen. Wirklich, ich strenge mich an.«
Immerhin, jetzt wo ich mich ein paar Minuten lang ausgeruht habe und tief durchatme, wird es allmählich etwas besser mit

der Übelkeit. Komisch ist es sowieso, ich habe mal gehört, es wäre einem nur morgens schlecht. Nie hätte ich gedacht, dass schwanger sein so anstrengend ist. Aber ich muss weitermachen, damit keiner was merkt. Ich weiß nicht, was ich machen soll. Ich brauche noch Zeit.

Dajana hat mitgehört und tritt hinzu. »Carolin hat sich doch schon oft in der zweiten Halbzeit gesteigert«, sagt sie, an Papa gewandt. »Wen willst du denn einwechseln, Matthias? Meike war bis letzte Woche verletzt, Lisa hat fast die ganze Saison noch gar nicht gespielt, und die restliche Ersatzbank ist nun wirklich nicht besser als Carolin. Außerdem führt Neukölln nach Evas Ausgleichstreffer doch gar nicht mehr. 1:1 ist gegen diese Mannschaft wirklich nicht schlecht.«

Papa zuckt mit den Schultern und seufzt. »Zehn Minuten«, räumt er schließlich ein. »Länger sehe ich mir das nicht an, wenn du in dem Stil weitermachst. Jeder weiß, dass du normalerweise eine der besten Spielerinnen bist, und nur deshalb lasse ich dich noch drin. Aber kostbare Zeit verschenken – das kann ich mir nicht leisten. Nicht in der Hallenmasters-Vorrunde.«

»Zehn Minuten«, wiederhole ich und nicke. »Ich werde mein Bestes geben, damit ich drin bleiben kann, Papa. Versprochen!«

Tatsächlich gewinne ich gleich nach dem Anpfiff zur zweiten Halbzeit einen Zweikampf gegen die Spielführerin von Grün-Weiß Neukölln und schaffe eine Flanke zu Nora, die nach vorn läuft und Friederike eine perfekte Vorlage liefert; die jedoch vergibt die Riesenchance und schießt den Ball gegen die Latte. Die gegnerische Torhüterin kickt bis in unsere Hälfte, ich sprinte los, um den Ball zu erwischen, doch die Spielerin mit der Rückennummer 5, die ich decken soll, hat ihn zuerst und bleibt lange im Ballbesitz. Ich schaffe es einfach nicht, ihr das Leder abzujagen, obwohl ich ihr dicht auf den Fersen bleibe. Als sie abspielt, sehe ich Sterne vor meinen Augen tanzen, ich bin gezwungen, langsamer zu gehen, schon fühle ich die Übelkeit wieder in mir aufsteigen, mächtiger noch als vorhin, ich kann nicht mehr, und ich will auch nicht, was mache ich hier überhaupt, in mir drin wächst etwas Lebendiges, ganz winzig noch, was passiert da bloß mit meinem Körper, alles fühlt sich so anders an, nicht von Anfang an, als es geschehen war, aber jetzt von Tag zu Tag mehr. Es ist mir unheimlich. Mir ist so schlecht, so schlecht.

Alles versinkt in einem grauen Nebel aus Watte, sogar die Stimmen und Geräusche um mich herum, wie aus kilometerweiter Entfernung höre ich noch den Pfiff des Schiedsrichters, als ich den Platz verlasse, denke sogar noch, dass es jetzt wegen mir eine Spielverzögerung gibt. Dann blubbert etwas in mir von unten her warm und quallig und drängt nach oben, ich schaffe es gerade noch, mich mit den Händen an der Bande am Spielfeldrand abzustützen, dann sprudelt es auch schon aus mir heraus, ich kotze die Nudeln vom Mittagessen gegen die Reklame einer Sportbekleidungsfirma, ich will sterben, es stinkt so, es ist mir so peinlich. Hinter mir höre ich das Trappeln vieler Füße, die herbeigeeilt kommen, und bestürzte Stimmen. Die Finger, die sich jetzt tröstend auf meine Schulter legen, gehören bestimmt Dajana. Auf meiner Stirn fühle ich Papas warme, kräftige Hand, die mich stützt wie früher als Kind, wenn ich krank war, und wie meine Mutter es immer noch bei Janni macht, wenn er spucken muss. Ich will auch wieder ein Kind sein. Wo ist Mama, und wieso ist Vincent nicht bei mir? Wann kommt endlich jemand mit Eimer und Lappen?

»Mein Gott, Carolin«, murmelt Papa, als ich fertig bin, nur noch zweimal kurz würge und nichts mehr kommt, entsprechend fühle ich mich jetzt auch, leer und schwach, meine Knie zittern, und mir ist kalt. »Warum hast du nicht gesagt, dass es dir nicht gut geht, dann hättest du natürlich nicht spielen müssen! Übertreiben wollen wir es mit dem sportlichen Ehrgeiz ja auch nicht, oder?«

»Ich will nach Hause«, jammere ich, Tränen rollen mir über die Wangen und vermischen sich mit dem langsam verdunstenden Schweiß, der mir vom vielen Rennen noch immer über Gesicht und Körper strömt. »Bitte, Papa.«

»Natürlich, Kleines«, sagt er und drückt mir einen Kuss auf die Stirn. »Lisa spielt für dich weiter, es wird schon schief gehen. Davon hängt unser Leben nicht ab. Ich rufe gleich Kathrin an, sie soll dich abholen kommen.«

Als meine Mutter und ich unsere Wohnung betreten, ist meine Übelkeit längst verflogen, aber das kann ich natürlich niemandem sagen. Eine richtig heftige Magenverstimmung dauert länger als eine halbe Stunde. Mama sieht mich so besorgt an, dass es mir auch gar nicht schwer fällt, mich mit mattem Gesicht auf mein Bett zu legen und sie zu bitten, mir eine Schüssel daneben zu stellen, falls es noch mal losgeht.

»Wo kannst du dir das bloß geholt haben?«, fragt sie mich, genau wie Papa, als der etwas später vor meinem Bett steht. Nach dem Spiel ist auch er sofort nach Hause geeilt, um nach mir zu sehen, und erzählte gleich, dass wir doch noch 2:1 gewonnen haben, mit sehr viel Glück allerdings, nach einem nicht ganz eindeutigen Foulneunmeter, den Dajana verwandelt hat. Ich versuchte zu lächeln, natürlich bin ich auch froh darüber, aber irgendwie ist das alles im Moment ganz weit weg von mir.

»Weiß nicht«, antworte ich schließlich auf seine Frage, »vielleicht bei Vincent neulich. Seine Mutter hatte abends Krabbensalat mit Mayonnaise gemacht. Hab ich wohl nicht so gut vertragen.«

Das hätte ich wohl besser nicht sagen sollen, denn an Papas Miene kann ich sofort ablesen, dass er schon wieder denkt: Das muss ja ein sagenhafter Haushalt sein, wenn meine Tochter da verdorbenen Fraß vorgesetzt bekommt, ich wusste doch, dass dieser Junge ihr nicht gut tut.

»Hat Vincent denn auch Beschwerden?« Mama kommt herein und stellt eine Kanne dampfenden Tees und meine Lieblingstasse auf meinen Nachttisch, es riecht angenehm nach Fenchel und Kamille. Ich schüttele den Kopf.

»Dann kann der Salat nicht schlecht gewesen sein«, schlussfolgert sie. »Sonst hätten sie doch alle was. Die ganze Familie.« Dabei wirft sie Papa ihren »Unke nicht schon wieder herum«-Blick zu, der ihn auch sofort dazu bringt, selber etwas sanftmütiger dreinzuschauen.

»Vielleicht ist Carolin auch gegen irgendwas allergisch. Oder sie brütet was aus. Am besten, wir lassen sie erst mal in Ruhe, und morgen sehen wir weiter. Nicht wahr, mein Spatz? Ich sehe nachher noch mal nach dir.«

Sie brütet was aus. Wenn Mama wüsste, wie Recht sie hat! Ich versuche auch gar nicht, die Tränen zu unterdrücken. Mama beugt sich über mich und streichelt mir übers Haar.

»Ist schon gut«, schluchze ich und greife nach einem Papiertaschentuch, das unter meinem Kopfkissen liegt. »Vielleicht schlafe ich wirklich ein bisschen.«

Mama nickt und schiebt Papa sanft hinaus. Leise dringen ihre Stimmen an meine Ohren, während sie die Tür hinter sich schließt. Ich bete, dass sie nicht ahnen, was wirklich mit mir los ist, andererseits wünsche ich mir fast, es würde endlich jemand

kommen und mir auf den Kopf zusagen: Du bist doch schwanger, Mädchen. Du bekommst ein Kind, ich sehe es dir meilenweit an, und nicht erst seit heute. Damit dieses Versteckspiel aufhört, diese ständige Angst.
Doch es kommt niemand. Also schließe ich die Augen und schiebe beide Hände unter meinen Slip, bis sie auf meinem Unterleib ruhen, da, wo etwa die Gebärmutter sitzen muss. Ich weiß nicht genau, ob es stimmt. Aber ich glaube, mein Bauch fühlt sich an dieser Stelle schon ein ganz klein wenig runder an. Und vielleicht auch eine Spur fester.

Siebte Woche

Carolin

»Dann mach dich bitte frei«, sagt Frau Dr. Kubisch, weist mit der Hand hinter einen weißen Paravent und wirft mir einen kurzen Blick über den Rand ihrer Brille zu. Ihre dunkelbraunen, faltenumkränzten Augen, welche dieselbe Farbe haben wie ihre nackenlangen Locken, sehen so aus, als ob sie so etwas wie mich nicht zum ersten Mal vor sich haben. Dann schreibt sie etwas in die aufgeklappte weiße Karte, die vor ihr liegt, unter meinen Namen und neben das gestempelte Datum des heutigen Tages. Sie ist die Erste, der ich alles erzählt habe. Dass dies mein erster Besuch bei einer Frauenärztin ist. Dass ich mich sowieso untersuchen lassen wollte. Wann ich meine erste Periode hatte, dass sie seitdem ziemlich regelmäßig kommt, wann ich sie zum letzten Mal hatte und dass sie nun ausgeblieben ist. Ja, ich habe einen Freund und auch »Verkehr« mit ihm. Und der Schwangerschaftstest war positiv. So gut ich konnte, habe ich vermieden, die Ärztin anzusehen, denn Mama geht ja auch immer zu ihr. Mir ist das alles so peinlich.

Viel sorgfältiger als zu Hause lege ich meine Klamotten über den Stuhl, der eigens dafür bereitsteht, den Pulli, das T-Shirt, das ich darunter anhatte, den Sport-BH. Frau Dr. Kubisch hat gesagt, sie müsse mich auch »vaginal« untersuchen, aber wenn ich jetzt auch noch meine Hosen ausziehe, bin ich nackt. Das will ich auf keinen Fall. Das Klicken ihres Kugelschreibers und ihre entschlossen näher kommenden Schritte verraten mir, dass es jetzt losgeht. Nur in Jeans und Socken trete ich hinter dem Paravent hervor und bleibe vor ihr stehen. Eine leichte Gänsehaut zieht sich über meine Schultern und meinen Rücken. Mit einem beruhigenden Lächeln tritt Frau Dr. Kubisch dichter heran und legt eine Hand behutsam unter meine linke Brust, mit der anderen tastet sie sie zentimeterweise von oben ab. Wenigstens sind ihre Hände warm, so dass ich mich allmählich etwas abrege und auch mein Zittern nachlässt. Ebenso arbeitet sie sich an der rechten Brust vor, bis sie schließlich ihre Lippen kräuselt, das Kinn vorschiebt und den Kopf bedächtig hin und her wiegt. Was das bedeutet, kann ich mir schon denken.

»Oben herum kannst du dich wieder anziehen«, sagt sie und geht zu einer ziemlich hohen Liege, über die sie jetzt ein langes weißes Papier von einer Rolle zieht. An den Seiten sind eigenartige Gestelle angebracht, von Bianca weiß ich, dass man da die Beine mit den Kniekehlen drüberlegen muss. Erleichtert, nicht ganz nackt zur Untersuchung zu müssen, schlüpfe ich wieder in meine Sachen, doch kurz darauf mit nacktem Hintern erneut vor sie zu treten lässt mein Herz gleich wieder hart gegen die Rippen schlagen. Zögernd klettere ich auf die Liege und lege meine Beine so über die Gestelle, wie Frau Dr. Kubisch es mir zeigt. Dann stellt sie sich an meine Seite und blickt mir unverwandt ins Gesicht.

»Jetzt ganz locker lassen«, bittet sie mich, ihre Stimme klingt sanfter als vorhin an ihrem Schreibtisch. »Die Untersuchung wird nicht wehtun. So, wie sich deine Brust anfühlt, halte ich eine Schwangerschaft für sehr wahrscheinlich. Aber wir wollen ganz sicher gehen und werden gleich Gewissheit haben. Ich taste dich jetzt von oben ab, dann muss ich durch die Vagina nach dem Muttermund fühlen und mache mit diesem kleinen Stäbchen hier einen Abstrich von dem Schleim am Gebärmutterhals. Vielleicht ist es dir ein klein wenig unangenehm, weil du diese Art von Untersuchung noch nicht kennst. Aber deswegen werde ich auch besonders vorsichtig sein.«

»Okay«, flüstere ich und richte meine Augen gegen die Decke, während sie sich neben mich stellt und vorsichtig mit den Fingerspitzen auf meinen Unterleib drückt.

»Ganz normal weiteratmen«, sagt sie, »so ist es gut, ja.«

Eine junge Sprechstundenhilfe öffnet leise die Tür und geht an uns vorbei, um neue Patientinnenkarten auf Frau Dr. Kubischs Schreibtisch zu legen. Zum Glück verschwindet sie sofort wieder.

Die Ärztin ist mit dem Tasten fertig und nickt, nun zieht sie sich weiße Latexhandschuhe an, rollt einen gepolsterten Hocker zwischen meine Beine und setzt sich so darauf, dass ihr Gesicht zwischen meinen Beinen erscheint. »Und ruhig weiteratmen«, wiederholt sie und schiebt mit zwei löffelartigen Metallgeräten die Öffnung meiner Scheide etwas auseinander, leuchtet mit einer hellen, kleinen Lampe hinein, tastet mich auch von innen ab. Dann gibt sie mir ein Zeichen, dass ich aufstehen darf. Ich kann meinen Slip wieder anziehen und soll mich nun auf eine schmale, gerade Liege legen, neben der ein Monitor steht.

»Deine Gebärmutter ist vergrößert, der Muttermund gerötet und der Zervixschleim undurchlässig und fest, typische Symptome einer Frühschwangerschaft also. Die letzte Gewissheit aber wird uns das Ultraschallgerät geben«, erklärt mir Frau Dr. Kubisch, tippt etwas auf einer Computertastatur und greift nach einer Art Scannerkopf, auf dem sie aus einer Plastikflasche etwas durchsichtiges Gelee verteilt. Mit konzentrierter Miene fährt sie damit auf meinem Bauch herum, zuerst fühlt es sich kalt und eklig an, doch nach wenigen Augenblicken wird es besser. Dabei starrt sie immerzu auf den Monitor. Links oben erscheint in weißer Blockschrift mein Name, sonst erkenne ich nicht viel, es sieht aus wie bei einem Schwarzweißfernseher, wenn man statt des Lieblingsprogramms nur Schnee erkennt. Ab und zu drückt sie auf eine einzelne Taste und ändert die Bewegungsrichtung, bis sie plötzlich innehält und mit ihrer freien Hand auf den Monitor deutet.
»Sieh mal, Carolin, das hier ist deine Blase«, sagt sie und zeigt auf einen ovalen Fleck etwa von der Größe eines halben Handtellers. »Sie ist jetzt voll, aber du hast es auch gleich geschafft, dann darfst du auf die Toilette gehen. Und hier«, sie fährt mit dem Gerät ein paar Zentimeter weiter seitwärts und rückt ihre Brille zurecht, »ist der rechte Eierstock, dort der Linke.« Zwei kleinere dunkle Flecken wabern nacheinander undeutlich über den Bildschirm. »Und jetzt wird es spannend.« Frau Dr. Kubisch drückt beim Herumfahren etwas fester auf, sucht, drückt wieder eine Taste, ein paar gestrichelte Linien scheinen irgendwelche Entfernungen abzumessen. Auf dem Monitor blinkt ein kleiner heller Punkt mit undeutlichen Umrissen in einem gut daumennagelgroßen schwarzen Fleck.
»Du bist schwanger«, verkündet die Ärztin und deutet darauf. »Siehst du, der dunkle, deutlich umgrenzte Fleck ist die Frucht-

blase und der helle Punkt darin ist der kleine Embryo. Das was hier aussieht, als ob es vibriert oder blinkt, ist sein winziges Herz, das schon recht kräftig schlägt.«
In meinem Kopf ist plötzlich alles wie leer gefegt, ich kann nicht mehr denken. Ich spüre nicht mehr, dass ich auf dieser Liege hier verharre und es einfach nicht glaube, höre Frau Dr. Kubischs Stimme nicht mehr, die mir noch mehr erklären will und immer noch mehr, nehme kaum wahr, dass die Arzthelferin von vorhin schon wieder angelatscht kommt und mich mit einem freundlichen Seitenblick streift, höre, wie aus kilometerweiter Entfernung das Telefon an der Anmeldung klingelt. Als ob ich jemand ganz anderes wäre, stiere ich immerfort auf diesen gleichmäßig zuckenden Punkt, der ein Herz sein soll, das Herz eines Embryos, *meines* Embryos, meines Babys. Auf der Zeichnung im Biobuch schlug natürlich kein Herz, bewegte sich nichts, dort sah der Embryo eher aus wie die Puppe eines Schmetterlings. Haben Schmetterlinge Herzen? Unablässig pumpt das kleine Pünktchen auf dem Monitor weiter, als wolle es mir zeigen: Da bin ich, und wenn du es zulässt, werde ich wachsen und höre vielleicht 80 Jahre lang nicht mehr auf zu schlagen. Es scheint mich zu hypnotisieren. Kann es wahr sein, dass dies alles wirklich in mir drin passiert, nicht nur krisselig in schwarz und weiß auf dem Monitor, sondern hautfarben, durchsichtig, von feinsten, unfertigen Äderchen durchzogen, blutig irgendwie und lebendig? An einer Stelle, ganz undeutlich nur, bewegt sich noch etwas, Frau Dr. Kubisch erklärt mir gerade, wo der Kopf ist, also könnte das eine winzige Handknospe sein, vielleicht so groß wie ein Stecknadelkopf und bestimmt noch nicht richtig geformt, mit Fingern und allem. Zu Hause muss ich unbedingt im Internet nachsehen, vielleicht finde ich dort Fotos von einem Embryo.

»Möchtest du ein Bild haben?«, fragt die Ärztin mitten in meine durcheinander purzelnden Gedanken hinein. Ohne eine Antwort von mir abzuwarten, drückt sie irgendeinen Knopf und schon rattert ein langer, breiter Papierstreifen aus einem Schlitz, mit drei oder vier kleinen Ausgaben desselben Bildes darauf. Dann sagt sie, ich könne mich wieder anziehen und sie warte am Schreibtisch auf mich.

»Der Größe des Embryos nach bist du also in der siebten Woche schwanger«, sagt sie und schiebt mir eines der ausgedruckten Bilder über den Tisch. »Ich schätze, du hast es noch niemandem gesagt, oder?«

»Ich wusste ja gar nicht, ob es überhaupt stimmt.« Vorsichtig, um es nicht zu zerknicken, schiebe ich das Ultraschallbild in das Geldscheinfach meines Portmonees und berichte ihr von dem Beipackzettel des Schwangerschaftstests, von dem Abschnitt über mögliche falsche Ergebnisse. »Deshalb wollte ich niemanden verrückt machen, solange es noch gar nicht sicher ist.«

»Aber nun ist es sicher.« Frau Dr. Kubisch pocht mit ihrem Kugelschreiber auf ihre Schreibunterlage. »Hundertprozentig sicher. Hast du eine Vorstellung davon, wie es nun weitergehen soll?«

Ich schüttele den Kopf und blicke noch immer auf meine Geldbörse, in der das Foto steckt, von dem ich gar nicht zu denken wage, dass mein Kind darauf ist. Und doch ist es so. Ich denke an Mama, an Papa und daran, was für eine Katastrophe über mir hereinbrechen wird, sobald ich es ihnen sage, und an Janni, der es bestimmt toll fände, wenn bei uns ein Baby geboren würde. Vor allem aber denke ich an Vincent und könnte auf einmal heulen vor Sehnsucht nach ihm. Es ist ja auch sein Kind, das in mir zu wachsen begonnen hat. Gleich beim allerersten Mal ist es passiert. Ein solcher Volltreffer ist mir bisher noch nicht mal beim Fußball gelungen. Aber wie er *darauf* reagieren wird, ist mir vollkommen schleierhaft.

»Ich kann es niemandem erzählen«, sage ich deshalb und sehe Frau Dr. Kubisch nur ganz kurz an. »Ich wüsste nicht, wem. Es geht einfach nicht.«

»Du musst es auch nicht gleich heute tun«, antwortet sie und macht sich eine Notiz in meine Karte. »Jetzt gehst du erst mal nach Hause und lässt dir ein, zwei Tage Zeit, um alles zu verarbeiten. Aber dann solltest du schon jemanden einweihen. Irgendeine Entscheidung muss ja getroffen werden. Mit deinen fünfzehn Jahren wärst du als werdende Mutter noch *sehr* jung.«

»Wenn ich es bekomme, wäre ich bei der Geburt schon sechzehn«, entgegne ich mit einem Blick auf den Jahreskalender an der Wand. Über den Monatsübersichten prangt das Bild einer glücklich lächelnden Frau, die verträumt ihre Hand auf den nackten, prall gerundeten Bauch legt. Frau Dr. Kubisch steht auf und reicht mir die Hand.

»*Erst* sechzehn«, betont sie. »Das ist etwas ganz anderes als sechsundzwanzig zum Beispiel«, sagt sie, meinem Blick folgend. »Also, schieb es nicht zu lange vor dir her. Egal was passiert, deine Eltern müssen es erfahren und dein Freund einschließlich seiner Eltern ebenfalls. Daran führt kein Weg vorbei. Und dann kommst du bitte ganz schnell wieder zu mir und bringst ihn und deine Mutter am besten mit.«

Vor der Tür höre ich noch, wie sie durch die Sprechanlage den Namen der nächsten Patientin aufruft, dann gehe ich langsam und auf Gummibeinen die Treppe hinunter und ziehe die schwere Eingangstür auf. Auf der Straße ist es ganz still, inzwischen ist die Sonne herausgekommen und scheint mir ins Gesicht. Der Bus, mit dem ich nach Hause fahren wollte, biegt um

die Ecke und kommt leicht schwankend näher, aber ich kann jetzt nicht einsteigen. Bestimmt würde mir jeder ansehen, was passiert ist. Also lasse ich ihn vorbeifahren und laufe, zuerst langsam, dann immer schneller, aber nur ein kurzes Stück, damit mir nicht wieder so schummerig wird wie neulich beim Fußball. Hauptsache, ich bin noch eine Weile allein, ganz für mich mit meinen Gedanken und den tausend verschiedenen Gefühlen, die in meinem Hirn und meinem Herzen herumwirbeln.
Am Rand einer kleinen Parkanlage, nicht weit von der Straße, in der Vincent wohnt, halte ich an und setze mich, obwohl es viel zu kalt dafür ist, auf eine Bank, hole noch einmal das Bild aus meinem Portmonee und schaue es an, die kleine Fruchtblase, den undeutlich sichtbaren, winzigen gekrümmten Körper, die dickste Stelle, die der Kopf des Embryos sein soll. Ich kann es noch gar nicht glauben.
Ein Baby von Vincent. Eigentlich ist das doch toll.

Achte Woche

Vincent

»Was ist denn nun mit meinem Praktikum?« Vincent nimmt seinem Vater einen Kasten Bier ab und lädt ihn in die Ladefläche des Kombis, den Olaf als Taxi fährt. »Hat sich die Werkstatt schon gemeldet?«
Olaf bedeutet ihm mit einer Handbewegung, dass er schneller machen soll, die Lieferung, ein Service von Tanjas Getränkeladen, soll um 18 Uhr vor Ort sein. Zwei weitere Kästen und achtzehn Flaschen Sekt fehlen noch. Wenn sie unzuverlässig sind, bestellen

die Leute das nächste Mal woanders. Olaf nimmt einen Wagen aus dem Laden und holt den Rest.

»Woher soll ich das wissen«, blubbert er und wischt sich den Schweiß von der glänzenden Stirn und von seinem Schnurrbart. »Du kannst ruhig selber mal deinen Hintern bewegen und da anrufen. Du willst schließlich hin, nicht ich.«

»Ist ja gut«, gibt Vincent zurück, »ich frage nur, weil du doch letztens wegen der Winterreifen noch mal da warst. Hätte ja sein können, dass irgendeiner was sagt.«

»Den Chef habe ich gar nicht gesehen.« Olaf schiebt einen Karton Rieslingsekt vor das Bier, dann noch einen. »Nur zwei Angestellte, und die wissen so viel wie du und ich. Steig ein, du kannst dich gleich noch mal nützlich machen.«

Während der Fahrt spricht zunächst keiner von beiden, in der Innenstadt sind die Straßen verstopft, ein kalter Nieselregen ist aufgekommen. Olaf stellt das Radio an, doch auch da kommt nichts Vernünftiges, wie er findet. An einer roten Ampel lehnt er sich zurück und blickt seinen Sohn von der Seite an.

»Und? Noch viele Hausaufgaben heute?«

»Geht so.« Vincent sieht aus dem Fenster. »Ja, schon noch viel. Englisch ist wieder mal der Hammer. Eine Stunde brauch ich dafür bestimmt. Mindestens.«

»Nett, dass du trotzdem mitgekommen bist«, räumt Olaf ein und klopft ihm aufs Knie.

»Schon okay«, antwortet Vincent.

Die Ampel schaltet auf Grün, Olaf steuert den Wagen heraus aus der Stadt und in einen der Vororte, überall Einfamilienhäuser mit Vorgärten, die selbst jetzt im Spätherbst aussehen wie für einen Katalog gepflegt. Vincent fragt sich im Stillen, was die Leute sonst noch den ganzen Tag machen, die hier wohnen.

»Den Führerschein brauchst du in jedem Fall«, meint Olaf, als hätte er seine Gedanken erraten. »Wie sieht's aus? Möchtest du nicht bald anfangen? Du kannst ihn jetzt schon machen und abholen, wenn du volljährig bist.«

»Keine Ahnung.« Jetzt sieht Vincent ihn ebenfalls an. »Ich hab kein Geld. Und dann muss ich ja noch mehr pauken. Das ist alles so schon schwer genug.«

»Hey, Kopf hoch, Sohn. Das mit dem Geld packen wir schon irgendwie, wir sind ja sonst sparsam. Und du fährst seit Ewigkeiten Fahrrad im Straßenverkehr, da packst du die Verkehrsregeln doch mit links. Oder?«

Kurz darauf hält Olaf vor einem der Häuser, Vincent öffnet die Heckklappe und trägt den ersten Karton Sekt hinein, wird von einem teuer gekleideten Hausherrn in die Küche dirigiert und gebeten, die Flaschen in den amerikanischen Kühlschrank zu legen, den mit dem extra Eiswürfelfach. Zwei Mädchen in kurzen Kleidern und Hochsteckfrisuren eilen umher und stellen Gläser auf weiß gedeckte Tische, sogar Tischkarten stehen darauf, bestimmt ist dies ein fünfzigster Geburtstag oder eine Silberhochzeit. Vincent ertappt sich dabei, dass er den beiden auf die Beine starrt, sie drehen ihm gerade den Rücken zu, doch als er sich losreißen und den Sekt loswerden will, wendet sich eine von ihnen um. Vincent rutscht beinahe der Karton aus der Hand.

»Nina«, bringt er mühsam hervor, gleichzeitig erkennt er auch das andere Mädchen. »Sophia! Wie kommt denn ihr hierher?«

»Wir jobben hier. Das Haus gehört einer Arbeitskollegin meiner Mutter.« Nina, seine Exfreundin, greift sich ans Ohrläppchen und lächelt ihn an, als hätte es nie irgendetwas Schiefes zwischen ihnen gegeben. Als wäre noch gar nicht Schluss. Als wäre es selbstverständlich, dass sie beide zur gleichen Zeit hier aufgetaucht sind.

Sie sieht wunderhübsch aus, denkt Vincent und packt seine Sektkiste wieder fester. Vielleicht hätte ich um sie kämpfen sollen, damals. Bestimmt hat sie uns den Getränkejob hier vermittelt. Wirklich lieb von ihr. Doch dann geht er und stellt den Karton ab, holt einen neuen, hilft seinem Vater mit dem Bier. Zum Schluss wird Olaf vom Hausherrn in dessen Büro gewunken um abzurechnen, da steht Nina erneut im Türrahmen und hält Vincent sachte am Handgelenk fest.

»Das mit eurem Lieferservice war nicht nur, weil ich weiß, dass deine Eltern solche Aufträge gebrauchen können«, gesteht sie. »Es war deinetwegen, Vincent. Nach der Klassenfahrt war ich so ... Ich weiß auch nicht. Einer der Jungs hatte sich im Schullandheim um mich bemüht, und anfangs dachte ich – aber das war Quatsch. Jetzt sehe ich manches klarer.« Sie macht eine Pause und blickt zu Boden, dann wieder in seine Augen. »Ich würde gern mit dir reden, Vincent. Wann hast du Zeit?«

»Zeit?« Er tritt einen Schritt zurück. »So einfach ist das nicht. Ich habe wieder eine Freundin.«

»Ach so«, antwortet Nina beinahe flüsternd. »Ich dachte, du würdest noch etwas für mich empfinden.«

»Ich weiß nicht.« Vincent zieht seinen Arm aus ihrer Hand, auf dem gekachelten Fußboden hört er Olafs Schritte näher kommen, er denkt an die Zeit mit ihr, an ihren Körper, an den Schmerz, als sie ihn verließ. Auch an Carolin denkt er. Auf einmal erscheint sie ihm so weit weg. »Ja, irgendwie schon noch, glaube ich. Ich bin nicht sicher.«

»Wann hast du Zeit?«, wiederholt Nina ihr Frage.

Wie gehetzt blickt sich Vincent um und dann in ihre Augen. »Nächste Woche, am Dienstag«, raunt er, so leise er kann. »Am besten gleich nach der Schule. Ich komme zu dir.«

Auf der Heimfahrt im Auto zittert er, obwohl Olaf die Heizung voll aufgedreht hat, seine Fingerspitzen sind eiskalt, auch als er sie tief in seinen Jackentaschen vergräbt, werden sie kaum wärmer. Jetzt am frühen Abend sind die Straßen deutlich leerer, sein Vater fährt mit

der erlaubten Höchstgeschwindigkeit und richtet den Blick starr geradeaus.
»Und mit deiner Carolin?«, fragt er. Im Wald muss er sogar das Fernlicht einschalten. »Alles noch in Butter?«
»Ja, ja.« Vincent rutscht etwas tiefer in den Beifahrersitz. »Alles okay.«
Olaf schaltet in den nächsthöheren Gang.
»Mach keinen Blödsinn, Junge«, sagt er.

Carolin

Dienstag früh wird mir schon wieder schlecht, in letzter Zeit habe ich das immer morgens beim Zähneputzen. So heftig wie damals auf dem Fußballplatz im Halbfinale hat mich die Übelkeit zwar nicht noch einmal heimgesucht, aber schauerlich ist es trotzdem. Noch immer habe ich niemandem etwas davon gesagt, dass ich schwanger bin – ich weiß nicht, an wen ich mich wenden soll, ich schaffe es einfach nicht. Und wie jeden Tag beim Frühstück – ich weiß gar nicht mehr genau, wie lange das nun schon so geht – konnte ich heute Morgen kaum etwas essen, dabei war das Frühstück sonst immer neben dem Abendbrot die wichtigste Mahlzeit für mich. Ein einziges Toastbrot habe ich geschafft, mit ganz wenig Marmelade darauf, dazu eine halbe Tasse Tee. Beim Anblick von Jannis Cornflakes und dem Geruch von Mamas und Papas Kaffee würgte es mich fast, also bin ich von meinem Stuhl aufgestanden und habe den Kandiszucker aus dem Küchenschrank geholt, um heimlich ein paar Mal Luft zu holen und an etwas anderes zu denken. Doch auch das ging nicht lange gut. Unter dem Vorwand, mir schnell noch einmal die Matheformeln ansehen zu müssen, bin ich eilig

in mein Zimmer gerannt und kurz darauf ins Bad. Den Riegel habe ich vorsorglich geschlossen.
Ganz ruhig, beschwöre ich mich in Gedanken selbst. Du putzt dir jetzt schön langsam die Zähne, ganz vorsichtig wirst du mit der Zahnbürste sein, damit du nicht sofort wieder einen Brechreiz bekommst. Ich nehme extra meine Lieblingszahnpasta und fahre zunächst mit der Zahnbürste nur vorn über die Schneidezähne, kreisend, die Frau von der Prophylaxe, die jedes Jahr in unsere Schule kommt und uns einen Vortrag über Ernährung und Zahnpflege hält, hätte ihre helle Freude an mir. Nun öffne ich meinen Mund leicht, schiebe den Bürstenkopf nur mit dem vorderen Teil nach innen, ja, dieses Mal klappt es, mir ist nicht schlecht, jetzt die Eckzähne, nein, bitte nicht wieder dieses Engegefühl im Hals, mein Magen dreht sich um, schnell, zum Klo, aber da landet mein Frühstück schon im Waschbecken, hellbraune nasse Klümpchen vom Toast, rötliche Flüssigkeit, die vorhin Erdbeermarmelade war, weißer Zahnpastaschaum. Ich drehe den Wasserhahn voll auf, mit den Fingern wische ich alles in den Ausguss, während ich weiter würge, versuche leise zu sein, drücke auf die Klospülung neben mir.
»Carolin?« Mamas Stimme tönt durch das Rauschen des Wassers hindurch. »Carolin, zum Zähneputzen musst du dich doch nicht einschließen, hör mal! Früh morgens haben wir es doch alle eilig!« Sie hämmert gegen die Tür, ich muss mich zusammenreißen, mache das Fenster auf und lasse die winterliche Luft herein, für Anfang Dezember ist es bereits erstaunlich hell, es scheint ein klarer, sonniger Tag zu werden, in der Nacht ist sogar etwas Schnee gefallen. Das Schlimmste für diesen Morgen ist vorbei, hoffentlich stinkt es hier drin nicht.
»Kannst du Janni schnell noch sein Brot für den Kindergarten schmieren?«, fragt Mama, holt ihr flüssiges Make-up aus dem

Badezimmerschränkchen und beginnt, es mit hektischen Bewegungen auf ihren Wangen zu verteilen, auf der Nase, der Stirn. »Ich muss heute superpünktlich sein, der Chef rief mich eben auf dem Handy an. Wir machen heute mehrere Shots hintereinander, er hat alles umgestellt, das sonnige Winterwetter ist ideal, um Sushi einmal draußen zu fotografieren. Also bist du so lieb?« Sie greift zu ihrer Haarspraydose und nebelt das ganze Badezimmer ein, danach beugt sie sich über mich und will meine Wange küssen, doch ich wende mich ab, von diesem künstlichen, parfümierten Geruch wird mir gleich wieder schlecht.

»Sushi, rohe Fischhäppchen im Schnee«, wiederhole ich und schüttle mich, während ich einige Spritzer Mundwasser mit Menthol in meinen Zahnbecher gebe. »Das ist doch kein Essen! Ich wette, ihr deckt da irgendeinen rauchblau lackierten Gartentisch in Hellgrau und Weiß ein, drapiert alles auf Eiswürfeln, und die Weißweingläser bekommen einen gefrorenen Kristallrand.«

»So ungefähr.« Mama lacht und macht das Fenster wieder zu. »Ich glaube, du hättest auch Talent zur Fotografin! Sei nach der Schule pünktlich hier, ja? Vielleicht musst du Janni auch noch vom Kindergarten abholen, falls ich nicht rechtzeitig zurück bin. Ich versuche, mich zu beeilen.«

»Um halb fünf hat sie aber Training.« Papa ist ebenfalls ins Bad gekommen, hinter ihm Janni, der sich seine dunkelblaue Sweathose mit Gummizug runterzieht und sich aufs Klo pflanzt. »Spätestens dann müsstest du schon da sein, Kathrin.«

»Und wenn nicht?« Mama zwängt sich an ihm vorbei, zu viert ist es in unserem kleinen Bad verdammt eng. »Du wirst Janni ja wohl mal mitnehmen können, schließlich spielt so ein kleiner Junge auch gerne Fußball. Gib ihm einen Lederball und lass ihn auf irgendein Tor kicken, das wird ja wohl mal gehen. Der Termin heute ist wichtig für mich, ich bin noch in der Probezeit.«

Papa öffnet den Mund und will etwas erwidern, doch in diesem Moment klingelt Mamas Handy erneut, es muss noch auf dem Esstisch liegen. Mit einem eilig geflüsterten Gruß hebt sie die Hand und eilt hin, Janni springt vom Klo auf und will hinterher, doch mit heruntergelassener Hose kommt er nicht weit. Ich fange ihn ab und reiße etwas Klopapier von der Rolle, um seinen Popo zu putzen, während Papa sich rasiert.

»Mama soll das machen!«, schreit Janni empört, doch im selben Moment hört auch er eindeutig die Wohnungstür hinter ihr zufallen. Mit schlaffen Armen beugt er sich leicht nach vorn und ergibt sich seinem Schicksal.

»Du konntest das schon mit dreieinhalb Jahren selber«, sagt Papa zu mir. Er ist mit dem Rasieren fertig und zieht sich vor dem Spiegel mit dem Kamm einen Scheitel. »Und Janni ist fünf. Kathrin hat ihn völlig verzogen, und jetzt sitzen wir mit ihm da und müssen ihn bedienen, während sie ihrer Karriere hinterherrennt.«

»Rede nicht so«, entgegne ich, hoffentlich bemerkt er nicht, dass ich gegen eine neue Übelkeitswelle ankämpfe. Wortlos gebe ich Janni ein Zeichen, dass er sich wieder anziehen und seine Hände waschen soll. »Das mit ihrem Beruf ist doch super.«

»Wenn du später mal Kinder hast, erzieh sie bloß zur Selbstständigkeit«, sagt er und streicht Janni übers Haar. Zum Glück merkt er nicht, dass ich bei seinen Worten zusammenzucke, als hätte mich der Blitz getroffen. »Also, ich muss auch los. Wir sehen uns um halb fünf auf dem Sportplatz. Ich komme direkt von der Arbeit dort hin.«

»Wie lange darf ich danach noch zu Vincent?«

»Sei um zehn zu Hause«, antwortet er und versucht ein Lächeln. »Bis nachher.«

Am Nachmittag ist Mama tatsächlich noch nicht wieder zurück. Auf dem Heimweg vom Kindergarten redet Janni wie ein Wasserfall, erzählt, welche Lieder sie gesungen haben, mit wem er gespielt hat, dass sie im Garten einen kleinen Schneemann gebaut haben und beinahe auch ein Iglu wie echte Eskimos; er sagt, welche Kinder er zu seinem Geburtstag einladen will und dass ihm das Mittagessen nicht geschmeckt hat.
»Machst du mir Eierkuchen, wenn wir zu Hause sind, Carolin?«, fragt er und sieht mich von unten herauf mit großen Augen an. Oder Waffeln mit Kirschen und Schlagsahne?«
»Ich glaube, wir haben noch Toastwaffeln«, sage ich.
»Dann eben Toastwaffeln.« Mein kleiner Bruder grinst zufrieden und drückt seinen Kopf gegen meinen Arm. »Die sind fast so gut wie Mamas selbst gemachte.«
In unserer Küche ist es angenehm warm, die getoasteten Waffeln mit Kirschen und Puderzucker duften nach Kindheit und Geborgenheit. Endlich habe auch ich Appetit und verdrücke gleich zwei hintereinander, danach noch einen kleinen Rest, den Janni übrig gelassen hat. Auch heißen Kakao habe ich für uns beide gekocht. Während er sich in Papas Sessel lümmelt und im Fernsehen irgendeinen Trickfilm sieht, den ich ihm eingeschaltet habe, packe ich schnell meine Sporttasche, wir sind noch gut in der Zeit. Zwanzig Minuten kann ich mich noch aufs Sofa legen, das Essen hat mich müde gemacht, und so muss Janni hier nicht ganz allein im Zimmer sitzen. Draußen ist es schon dunkel wie mitten in der Nacht. Sobald ich die Wolldecke über meinen Körper gezogen habe, springt er von seinem Sessel auf und kriecht mit darunter, klein und kuschelig

liegt er neben mir, seine Wärme und die gleichförmig krähenden Stimmen der Trickfiguren lullen mich so ein, dass mir die Augenlider schwer werden, wie so oft in den letzten Wochen. Sanft streichle ich Jannis Rücken; eigentlich ist es mit so einem Kind doch gemütlich.

»Telefon«, sagt Janni plötzlich ganz dicht an meinem Ohr, ich spüre seinen Atem, der nach Kakao duftet. Seine kleine Hand rüttelt sanft an meiner Schulter. »Aufwachen, Carolin, Telefon!«

Ich rappele mich hoch, im ersten Moment weiß ich gar nicht, wo ich bin, ob es morgens ist oder abends, was überhaupt los ist und wo das Telefon liegt. Aber Janni ist schon selber rangegangen, er hätte mich gar nicht zu wecken brauchen.

»Für dich«, sagt er und drückt den Hörer an mein Ohr. »Papa ist dran.«

Sofort bin ich hellwach. »Entschuldige«, keuche ich in die Sprechmuschel, »ich bin wohl kurz eingenickt, fahre natürlich gleich mit Janni los. Wie spät ist es denn jetzt, habt ihr schon angefangen?«

»Genau achtzehn Uhr.« Papa betont jedes dieser drei Worte einzeln. »Wir sind gerade mit dem Training fertig.«

»Oh«, sage ich und beiße mir auf die Unterlippe. »Das … das wollte ich nicht. Ich wollte mich nur ganz kurz ausruhen und bin richtig fest eingeschlafen. Janni kann ja die Uhr noch nicht lesen, sonst hätte er mich geweckt.«

»Also ist Kathrin noch nicht wieder da?«

»Nein. Sie scheint mächtig im Stress zu sein.«

Am anderen Ende höre ich Papa ausatmen. »Deine Krankheit neulich beim Spiel gegen Neukölln, jetzt das verschlafene Training mitten am Nachmittag – Dajana und die anderen wundern sich auch schon. Heute Abend müssen wir reden, Carolin. Unbedingt.«

»Okay«, hauche ich. Papa verabschiedet sich knapp und legt auf, ich sitze noch ein paar Minuten lang mit dem Hörer in der Hand im Dunkeln und starre auf die bunt flimmernde Mattscheibe, den Ton hatte ich ausgestellt, noch immer kugeln dieselben Witzfiguren herum und scheinen mich auszulachen. Gerade will ich sie abschalten, Janni ist sowieso längst aus dem Zimmer gerannt und spielt wahrscheinlich mit seinen Dinosauriern, da ist der Raum auf einmal mit gleißendem Deckenlicht durchflutet und Mama steht vor mir. Ein frischer Winterduft ist mit ihr hereingeweht, ihre Augen strahlen, als wäre sie frisch verliebt, das zarte Rot auf den Wangen macht sie glatt um fünf Jahre jünger.
»Nanu?« Verwundert blickt sie zwischen mir und Janni, der sich selig strahlend an ihr Bein klammert, hin und her. »Ihr seid schon hier? Ist das Training ausgefallen? Wo ist Matthias?«
Ich verdrehe die Augen, werfe die Hände in die Luft und erzähle ihr leise und schuldbewusst, was geschehen ist.
»Darf ich trotzdem noch zu Vincent?«, frage ich. »Sonst ist der auch noch sauer auf mich, und dann ist der ganze Tag versaut. Ich bleibe auch nicht so lange.«
»Klar kannst du.« Mama zieht ihren eleganten Wollmantel aus und legt ihn über die Sessellehne. »Dann geh jetzt lieber, bevor Matthias hier ist, ich rede schon mit ihm. Aber eines rate ich dir wirklich, Carolin.«
»Ja?« Mein Herz hämmert wie verrückt, gleich kommt es, sie weiß etwas, weiß genau Bescheid. Meine Mutter ist ja nicht blöde, sie ist selbst schwanger gewesen, schon zweimal. »Ja, was denn?«
»Jeder merkt, dass du keine Lust mehr aufs Fußballspielen hast«, sagt sie. »Und für mich ist das auch okay, in deinem Alter wechseln die Interessen schon mal, du bist jetzt verliebt, wirst

etwas fraulicher und das alles. Aber wenn du es dir mit Matthias nicht ganz verderben willst«, sie nimmt die Fernsehillustrierte und die Tageszeitung hoch und legt sie akkurat aufeinander, »reiß dich ab *sofort* zusammen und zieh wenigstens dieses Turnier noch durch. Danach reden wir übers Aufhören, wenn du willst. Ich stehe dir bei. Aber nicht mitten im Hallenmasters.«
Dann nimmt sie Janni auf den Arm und geht in die Küche, um den Tisch für das Abendbrot zu decken.

Vincent

Vincent weiß selbst nicht, weshalb er sich am Nachmittag auf den Weg macht, um Nina zu besuchen, obwohl er dringend etwas für die Schule tun müsste und später noch mit Marcel verabredet ist, der ihm neue Sprühfarben zeigen will, und dann noch mit Carolin. Er läuft immer weiter, obwohl er tief in seinem Inneren ein heftiges Widerstreben spürt und obwohl es nicht nötig wäre. Die CDs könnte ihm auch Sophia in der Schule geben. Gleichzeitig scheint ihn etwas zu Nina hinzuziehen, wogegen er machtlos ist. Es ist noch nicht vorbei. Es war zu früh, mit einem anderen Mädchen etwas anzufangen. Im Grunde hat Vincent das die ganze Zeit gewusst.
Carolin ist seltsam geworden in letzter Zeit, denkt er und winkt einem Klassenkameraden zu, der auf der anderen Straßenseite vorbeiradelt. Immer häufiger fallen ihr Gründe ein, warum sie nicht mit ihm schlafen kann, oft ist sie müde und lustlos. So war Nina fast nie. Trotzdem freut sich Vincent immer auf Carolin. Wenn er mit ihr verabredet ist, mit ihr reden kann und ihre Nähe spürt, geht es ihm rundum gut, dann fühlt er sich angenommen und verstanden.
Je näher er aber jetzt der Straße kommt, in der Nina wohnt, desto wilder spürt er sein Herz klopfen. Den ganzen Weg über hat Vincent

sich vorgestellt, sie würde ihm im Minirock öffnen, wenn er sie besucht, und schaut sie überrascht an, als sie in Jeans und dickem Rollkragenpullover vor ihm steht, die langen, dunkelblonden Haare zu einem losen Zopf nach hinten gebunden und nur um die Augen dezent geschminkt. Natürlich, es ist kalt, das leichte Outfit neulich war nur für den Empfang gewesen, den die Arbeitskollegin ihrer Mutter gab. Wie an einen längst vergangenen schlechten Traum erinnert sich Vincent daran, dass er Nina auf der Fete, als er Carolin kennen lernte, eine Tussi genannt hat, eine oberflächliche Zicke, die ihm nur vorgemacht hätte, verliebt zu sein. Überrascht stellt er fest, dass sie ihn jetzt mit zärtlichen, beinahe scheuen Augen ansieht.

»Sophia sagt, ich soll meine CDs bei dir abholen«, beginnt er nach einigem Zögern und bleibt im Flur stehen, ohne seine Jacke auszuziehen.

»Tut mir Leid, dass ich sie noch so lange hatte«, entgegnet Nina. »Komm, ich habe uns Cola und was zum Knabbern hingestellt.«

In Ninas Zimmer beschleicht Vincent ein eigenartiges Gefühl. Es ist so vertraut, wieder hier zu sein, fast als wäre er nie weg gewesen, nie von ihr getrennt. Die neuen Poster und Bilder an der Wand erzählen jedoch, dass einige Zeit vergangen ist, seit er zum letzten Mal hier war, ihren Sessel und das Bücherregal hat Nina inzwischen an eine andere Stelle gerückt. Seine beiden CDs, die sie hier oft zusammen gehört haben, liegen auf der Lautsprecherbox ihrer Stereoanlage. Vincent setzt sich aufs Bett und nimmt sich ein paar Salzstangen, die in einem Glas vor ihm auf dem Tisch stehen. Als Nina ihm ein Glas Cola reicht, ohne seine Hand dabei zu berühren, schaudert er vor Anspannung.

»Es war ein Fehler, mit dir Schluss zu machen, Vincent«, sagt sie nach dem ersten Schluck. »Als du plötzlich mit der Kiste Sekt unterm Arm vor mir standest, war mir das sofort klar.«

»Wieso erst jetzt?« Mit einer heftigen Bewegung stellt Vincent sein

Glas wieder ab, etwas Cola schwappt auf den Glastisch. »Du hast nicht mit mir geredet, mir nichts erklärt, nichts! Es war einfach aus. Ich habe gelitten wie ein Hund. Und jetzt, wo ich Carolin habe, kommst du wieder an. Wie stellst du dir das vor?«

»Ich stelle mir nichts vor. Ich habe einfach gemerkt, dass ich dich noch liebe.« Sie rückt etwas dichter an ihn heran. »Und so wie du mich neulich angesehen hast, dachte ich, du mich auch.«

Er springt auf. »Und was ist mit dem ganzen anderen Kram, den du damals geredet hast? Du hättest dich verändert, weißt nicht, ob wir überhaupt zusammenpassen? Meinst du, ich schieße jetzt meine Freundin auf den Mond, nur damit dir in ein paar Wochen wieder so ein Quatsch einfällt?«

Nina tritt zu ihm hin, so leichtfüßig und schnell, dass er es kaum bemerkt, auf einmal steht sie da, eng an ihn geschmiegt, die Arme um seinen Körper geschlungen. Ohne sie wirklich zu umarmen, legt auch er seine Hände auf ihren Körper.

»Also gut«, flüstert Nina, und Vincent hört genau, dass sie mit den Tränen kämpft. »Deine Carolin hat gewonnen. Halt mich nur noch eine Weile in deinem Arm, so wie jetzt. Ich brauch dich so, wenigstens für ein paar Minuten.«

Vincent weiß nicht, wie lange sie bereits so gestanden haben, als er ihre Lippen auf seinem Hals spürt, seinem Schlüsselbein, wie von einer inneren Kraft getrieben, sucht auch sein Mund nach ihr, bis sie sich schließlich finden, die Lippen, ihre Zungen, gemeinsamer Atem, so vertraut und doch wieder so neu, ihre schmalen Finger an seinem Gürtel spürt er genau so wie sein eigenes Verlangen, vor ihrem Bett haben sie gestanden, jetzt sinken sie darauf, er spürt, dass Nina alles will, sie will ihn ganz, so wie früher, doch schon als er nur ihre Brustspitzen berührt, ist es vorbei. Vincent erwacht wie aus einem Rausch.

»Scheiße!«, flucht er und rappelt sich hoch, sieht sie nicht mehr an,

schiebt den Gürtel wieder in die Schnalle zurück, streicht sich die langen Haare aus dem Gesicht. Was habe ich getan, denkt er, oder hätte ich beinahe getan, das hat Carolin nicht verdient, nicht so.
»Dass du so durchtrieben bist, hätte ich dir nie zugetraut.«
»Du hast mitgemacht«, erinnert sie ihn.
»Behalt die verdammten CDs«, sagt Vincent, schon an der Tür. »Ich will sie nicht mehr.«
Dann rennt er auf die Straße, nur nicht noch ihren Eltern begegnen, überhaupt muss er zu Carolin, nein, sie kommt zu ihm und dann holen sie zusammen die anderen ab, aber jetzt noch nicht, er kann jetzt niemanden sehen, in seinem Kopf ist nur Chaos, ein Wirrwarr aus Gefühlen für Nina und unbändige Wut auf sie, Sehnsucht nach Carolin und der übermächtige Drang abzuhauen, ganz allein, irgendetwas anzustellen. Wenn er schon Auto fahren könnte und ein einsamer Filmheld wäre, würde er jetzt bestimmt durch die Gegend rasen, irgendeine Autobahn rauf und runter, laute Musik im Radio, bis spät in die Nacht oder bis er sich wieder beruhigt hat. Doch Vincent ist kein einsamer Filmheld. Die Hände in den Taschen seiner Jacke vergraben, wandert er durch die Straßen, ärgert eine Katze, die hinter einem Gartenzaun durch den Schnee läuft, kickt eine leere Bierdose in den Rinnstein. Als er endlich bei Marcel ankommt, ist es längst dunkel.
»Gehen wir noch sprayen?«, fragt der, nachdem Vincent seine neuen Farben bestaunt hat, Gold ist dabei und ein besonders sattes Dunkelblau, ein silbriges, fast weißes Hellgrau und ein sonniges Orange, bei dem man gleich an Motorradfahren denkt, an einem Sommerabend, dem glühenden Horizont entgegen. Vincent nickt, er ist sowieso noch viel zu verwirrt, um jetzt gleich weiter zu Carolin zu gehen. Ein bisschen malen und mit seinem Kumpel reden wird ihm gut tun, und vom Minigolfplatz aus ist es dann nicht mehr weit bis zu ihr.

Als sie in einer kleinen Seitenstraße kurz vor dem Ziel angelangt sind, hält ihn Marcel plötzlich an der Schulter fest und blickt sich um. »Sieh mal hier, dieser alte Laster«, raunt er, »die Plane davon. Die könnten wir besprühen!«
»Bist du verrückt? Jetzt, nachmittags um sechs? Ich will nicht im Knast landen!«, erwidert Vincent, doch auch er spürt bis in die Haarspitzen, dass er genau dies jetzt möchte, dass es ihn drängt, irgendetwas Außergewöhnliches zu tun, etwas Verbotenes, Nervenkitzel.
»Ist doch weit und breit keiner zu sehen!« Marcel stellt bereits seinen Rucksack auf den Boden. »Ich fang an, und du stehst Schmiere, danach tauschen wir.«
Ehe Vincent etwas erwidern kann, zieht er eine Dose aus seinem Rucksack, Vincent richtet seinen Blick auf das andere Ende der Straße, beobachtet jede Bewegung in der Ferne, hört, wie Marcel den Plastikdeckel entfernt und kurz darauf das leise, gleichförmige Zischen, als der feine Sprühnebel aus wasserfester Lackfarbe ausströmt. Wie eine Ewigkeit erscheint es ihm, bis Marcel fertig ist. Endlich jedoch reicht dieser die Dose an ihn weiter. Mit einem scharfen Atemzug atmet Vincent die eisige Winterluft ein; die Lastwagenplane ist kaum wiederzuerkennen, so viele geheime Schriftzüge, *tags* und Figuren sind darauf. Jetzt ist alles egal. Vincent presst seinen Zeigefinger auf den Sprühkopf und legt ebenfalls los, wie im Fieber sprüht er drauflos, bringt sein Bild vom Sonnenuntergang am Horizont auf den Lastwagen, eigentlich kann der Besitzer sich freuen, denkt Vincent, als sein Werk von weitem angestrahlt wird. Scheinwerfer, die näher kommen.
»Vincent, lauf!«, schreit Marcel, schnappt sich den Rucksack und rennt los. Vincent wendet sich um, sein Blick fällt auf ein dichtes Gebüsch hinter einem Zaun ganz in der Nähe, und er holt aus, um die Farbdose wegzuwerfen, die er noch immer in der Hand hält, doch dann entschließt er sich doch anders und folgt Marcel, sie rennen,

so schnell sie können, die kalte Luft sticht in Vincents Lungen, er wagt nicht, sich umzusehen, sein Atem fliegt, und die Haare kleben ihm im Nacken, er versucht sein Tempo zu steigern, sie hätten die Räder nehmen sollen wie sonst immer, schneller kann er nicht laufen. Er denkt an Carolin, die hat Kondition, ohne Probleme rennt sie stundenlang über den Fußballplatz. Vielleicht sollte er auch trainieren. Der Abstand zwischen ihm und Marcel vergrößert sich, einholen kann er ihn nicht mehr, immer langsamer werden seine Schritte, endlich riskiert er einen Blick über die Schulter.

Hinter ihm ist alles dunkel. Auch Marcel ist nicht mehr zu sehen. Vincents Hände sind starr vor Kälte, er schlägt sie gegeneinander und versucht sie mit dem Hauch seines Atems zu wärmen. Dabei fällt sein Blick auf das Zifferblatt seiner Armbanduhr. Es ist halb sechs. Er wird nicht mal mehr duschen können, bevor Carolin kommt. Vielleicht ist sie sogar schon da.

Carolin, zur selben Zeit

»Vincent ist nicht da?« Entgeistert starre ich seine ältere Schwester Mara an, die mir die Tür geöffnet hat. »Ich bin doch selber viel zu spät dran, wieso ist er nicht hier, das gibt es doch nicht …«

»Nun komm erst mal rein.« Mara greift sachte nach meinem Arm und zieht mich über die Schwelle. »So schlimm ist das doch nicht. Er wird sicher gleich hier sein.« Sie nimmt mir meine Daunenjacke ab und hängt sie an den Haken.

»Hat er denn nicht gesagt, wo er hingeht?« Meine Stimme klingt, als hätte ich geheult, nach diesem Tag fehlt auch nicht mehr viel. Vincent hat mich versetzt, gerade heute, wo ich ihn mehr brauche als je zuvor.

Mara geht vor mir her in die Küche, füllt Wasser in die Kanne des Wasserkochers und schüttet für jede von uns ein Tütchen Instant-Latte-Macchiato in ein hohes Glas. Im Radio läuft ein langsamer, dramatischer Song von Sarah Connor, Mara stellt ihn etwas lauter.

»Nach der Schule war er noch gar nicht hier.« Aus dem Küchenschrank fischt sie eine Packung Lebkuchen und bricht eine Tafel Nugatschokolade in Stücke. »Kann sein, dass er noch eine AG hatte. Mach dir keine Sorgen, ihm wird schon nichts passieren.«

Als der Pfefferkuchenduft zu mir aufsteigt, fühle ich meinen Magen knurren, gleichzeitig jedoch ist meine Kehle so zugeschnürt, dass ich nichts hinunterbekommen werde, ich hoffe, sie bemerkt nicht, wie angestrengt ich versuche, meine Tränen zurückzuhalten. Nicht einmal den Latte Macchiato rühre ich an, den Mara jetzt vor mich hinstellt. Während sie selbst einen kleinen Schluck trinkt, sieht sie mich an und stutzt.

»Carolin«, sagt sie leise und stellt ihr Glas wieder ab, »was hast du denn nur, du bist ja ganz blass, und deine Augen ... Hey, wein doch nicht, dazu ist kein Grund, wirklich!« Ihre Stimme klingt so mitfühlend, dass mir jetzt wirklich die Tränen kommen, die ersten versuche ich noch schnell wegzuwischen, doch Mara ist schon bei mir und nimmt mich in den Arm. »Nur weil der alte Faulpelz sich mal verspätet, ach Kleine!« Sie wiegt mich wie ein Baby, ich lasse es einfach geschehen, es tut so gut. Doch nach ein paar Minuten hält sie inne und sieht mich abermals an.

»Oder hast du sonst noch irgendeinen Kummer? Kann ich dir irgendwie helfen, sag doch was!«

Wie auf Knopfdruck schüttle ich wild den Kopf. Ich kann es auch ihr nicht sagen. Mara kennt mich doch kaum.

»Vincent hat mir früher auch immer alles erzählt. Viel mehr als unseren Eltern. Er tut es heute noch. Und du kannst mir auch vertrauen.«

Ich krame ein Taschentuch aus meiner Umhängetasche und schnäuze mich. Vertrauen. Es gibt nichts, was ich lieber täte, als endlich jemandem anzuvertrauen, was mich seit Wochen dermaßen belastet, dass ich kaum einen normalen Gedanken zu Stande bekomme. Weshalb ich oft so müde bin. Dass es einen Grund gibt für meine Übelkeit und dafür, dass ich im Fußball weder richtig fit noch bei der Sache bin. Dass ich Ausflüchte erfinde, sobald jemand nachfragt, was mit mir los sei, selbst bei Bianca. Dass in meinem Körper gerade etwas Großes passiert, ein Wunder. Dass in mir ein neues Leben entsteht, oder schon entstanden ist. Dass ein zweites Herz in mir schlägt und ich davon so fasziniert bin, wie ich es noch nie von irgendetwas war, gleichzeitig jedoch vor Angst fast verrückt werde. Vor Angst, das Baby zu bekommen, und vor der, es nicht zu bekommen. Am meisten aber davor, dass nur eins von beidem möglich ist. Schon wieder schießen mir die Tränen in die Augen, als ich mit beiden Händen Maras Arm greife und in ihren Augen nach Beistand suche. Irgendwann muss ich es sowieso sagen, und wenn nicht, wird man es sehen. Bald. Also hole ich tief Luft und nehme meinen ganzen Mut zusammen.

»Ich bin schwanger, Mara«, flüstere ich, »schwanger von Vincent.«

Endlich ist es heraus. Der Satz hängt im Raum wie ein schweres Parfum, das immer aufdringlicher wird, weil es kein Fenster gibt, das man öffnen kann, um es herauszulassen. Mara sieht mich an, das Gesicht unbewegt. Meine Zunge fühlt sich an wie ein Löschblatt.

Sie findet ihre Sprache zuerst wieder. »Wie weit bist du, in der wievielten Woche, meine ich?« Sie redet leise, ihren Arm hat sie aus meinen Händen gezogen, streichelt nun aber ganz zart meine Linke.

»Achte«, antworte ich mit ebenso zaghafter Stimme, der Kloß in meinem Hals ist noch nicht weg. »Am Wochenende beginnt die neunte.«

Mara nickt. »Also fast im dritten Monat«, stellt sie fest. »Dann warst du wahrscheinlich noch nicht bei einer Beratungsstelle.«

»Beratungsstelle? Ich war bei der Frauenärztin, das ist alles. Was denn für eine Beratungsstelle?«

»Sobald du es deinen Eltern gesagt hast, musst du ja entscheiden, ob du das Kind bekommen willst oder nicht.« Mara trinkt noch einen Schluck, gibt etwas Zucker in ihr Glas, rührt um. »Und abtreiben lassen kannst du das Kind nur bis zum Ende der zwölften Woche. Weiß Vincent es schon?«

»Niemand weiß es bisher. Nur du und ich. Und meine Ärztin natürlich.«

Das Lied von Sarah Connor bricht ab, obwohl es noch nicht ganz zu Ende ist, mitten in die letzten Töne drängen sich peitschende Hip-Hop-Rhythmen. Ich schaue auf, um Mara nach einem anderen Sender zu fragen, doch noch ehe ich meinen Mund aufgemacht habe, erstarre ich. In der Küchentür steht Vincent. Auch Mara sieht überrascht zu ihm hin. Durch die Musik hat ihn keine von uns kommen hören.

»Was habt ihr denn? Störe ich?«, fragt er und blickt verwundert zwischen Mara und mir hin und her, ehe er auf mich zukommt und mich küsst. Danach stutzt er, nimmt mein Kinn vorsichtig in seine Hand und sieht mich prüfend an. Seine Haare sind völlig durcheinander, sein Gesicht rot von der Kälte draußen, und seine Augen blicken so, als wäre er mit den Gedanken noch nicht ganz hier.

»Was ist denn mit dir?«, fragt er stirnrunzelnd und fährt mit dem Zeigefinger über meine Wange, direkt unter dem Auge. »Hast du geheult?«

Vincent

»Seit drei Wochen schleppst du diese Nachricht schon mit dir herum?« Vincent nimmt Carolins Hand, dicht nebeneinander sitzen sie in seinem Zimmer auf dem Bett. Langsam lässt er seine Finger zwischen ihren hinauf- und hinuntergleiten. Der erste Schock ist verdaut. »Und hast nichts gesagt, meine Güte, wenn ich nur geahnt hätte … Wie fühlst du dich denn, soll ich dir vielleicht einen Tee kochen, oder hast du Hunger?«
Carolin lacht leise und schmiegt sich noch etwas enger an ihn, er spürt, dass sie aufgehört hat zu zittern.
»Es geht schon«, sagt sie. »Ich bin total erleichtert, dass du es jetzt weißt.«
»Ich nicht!«, ruft Vincent etwas aufgebrachter, als er gewollt hat. »Wie soll es denn jetzt weitergehen?«
»Ich habe es gesehen.« Carolin richtet ihren Blick in die Ferne. »Auf dem Monitor bei der Ärztin. Sein Herz schlug, und es hat sich bewegt.«
»Jetzt schon?« Unwillkürlich sieht Vincent an ihr hinunter. »Man siehst doch noch gar nichts. Ich dachte, in der ersten Zeit ist das bloß ein Zellhaufen.«
»Ganz am Anfang, ja.« Sie beugt sich vor und greift nach ihrer Tasche, holt das Portmonee heraus und gibt ihm das Foto, das Frau Dr. Kubisch ihr mitgegeben hat. »Aber hier – siehst du, das ist der Kopf. Man erkennt die Umrisse schon ganz genau, nicht wahr? Das Baby war zu dem Zeitpunkt drei Zentimeter groß, jetzt sind es

schon ungefähr vier. Es hat sogar die Hand bewegt, ganz komisch, es war mehr so ein Flattern, wie ein kleiner Zitronenfalter.«

Ganz kurz beugt sich Vincent über das Bild, dann schüttelt er den Kopf und legt es zurück auf Carolins Schoß. »Viel erkenne ich nicht«, sagt er, »trotzdem irre.«

Eine Zeit lang sitzen sie einfach nur da und schweigen, einander noch immer an den Händen haltend, jeder in seine eigenen Gedanken versunken. Verstohlen blickt Vincent sie aus dem Augenwinkel an und fragt sich, was in ihr vorgehen mag, dann wandert sein Blick durch den Raum, sein enges Zimmer, wie an den meisten Tagen nur leidlich aufgeräumt und nicht mal besonders gemütlich. An der Pinnwand bleiben seine Augen haften, noch immer hängen dieselben Zettel und Bilder daran wie vor zwei Monaten, als er Ninas Foto entfernt hat, das seit jenem Abend in der Schublade liegt, mit der Rückseite nach oben. Seit jenem Abend, an dem es passiert ist.

Carolin lehnt ihren Kopf an seine Schulter. »Könntest du dir das vorstellen – wir beide mit einem Baby?«

Vincent antwortet nicht gleich. Verrückte Idee, denkt er; sie muss sich doch hier drinnen nur mal umsehen, und bei ihr im Zimmer sieht es auch nicht viel besser aus. Außerdem, was Carolin natürlich nicht weiß, hätte ich sie vor ein paar Stunden beinahe mit meiner Ex betrogen und wäre danach um ein Haar beim illegalen Sprayen erwischt worden. Ich bin doch kein Vater für so einen Wurm! Jetzt doch noch nicht!

»Das geht mir alles zu schnell«, sagt er ausweichend. »Wir sollten erst mal zu dieser Beratung gehen, wie Mara gesagt hat.«

»Ich fänd es lustig.« Carolin blickt schwärmerisch zu ihm auf. »Stell dir nur mal die Gesichter der anderen vor, wenn ich dich mit dem Kinderwagen von der Schule abhole! Wir wären die jüngste Familie weit und breit. Wenn ich Fußball spiele, setzen wird es als Maskott-

chen hinters Tor. Ich wette, Bianca würde glatt neidisch werden und will dann auch ein Kind von Marcel.«
»Das ist kein Witz, Carolin.« Vincent lässt ihre Hand los. »Wo sollten wir denn wohnen, und von irgendwas leben muss so ein Kind auch! Hast du mal deine Eltern gefragt? An meine wage ich gar nicht zu denken!« Er schüttelt abermals den Kopf. »Ich halte zu dir, ich will dir auch helfen und alles. Aber jetzt ein Baby – so weit bin ich einfach noch nicht.«
»Aber es lebt, Vincent.« Carolins Stimme klingt jetzt ganz klein und piepsig. »Es lebt doch schon richtig. Ich kann es doch nicht einfach wieder wegschicken!«
Vincent seufzt und legt seinen Arm um ihre Schultern, mit der anderen Hand streichelt er ihre Wange, küsst ihr Haar.
»Ich weiß«, flüstert er, »weiß ich doch alles. Das ist ja gerade das Schlimme.«

Carolin

»In der achten Woche schon?« Meine Mutter läuft seit einer halben Stunde, seit ich ihr gebeichtet habe, dass ich schwanger bin, in meinem Zimmer auf und ab wie ein eingesperrtes Raubtier. Die Frage nach der achten Woche hat sie mir schon mindestens fünfmal gestellt. »Also Ende des zweiten Monats? Ich glaube es nicht. Ich glaube es einfach nicht! Da redet man mit dir über Verhütung, schickt dich zum Frauenarzt, glaubt, man hat alles richtig gemacht … und jetzt? Wie stellst du dir das denn vor?«
»Ich gehe zu einer Beratungsstelle«, antworte ich. »Gleich übermorgen, mit Vincent zusammen. Seine Schwester hat mir die Adresse gegeben und für uns einen Termin ausgemacht.«

»Mit Vincent zusammen«, wiederholt Mama. »Also, ich habe da ja wohl auch noch ein Wörtchen mitzureden, oder? Ich komme mit.«

»Vincent ist der Vater«, sage ich stur.

»Der Vater, der Vater!« Mama fährt sich mit beiden Händen durch ihre Haare, bis sie in alle Richtungen abstehen, heute sieht sie nicht halb so elegant und wichtig aus wie sonst. »Wenn ich das schon höre, dieses Wort im Zusammenhang mit einem siebzehnjährigen ... Schulversager!«

»Er ist kein Schulversager.« Ich weiß selbst nicht, was mich auf einmal innerlich so ruhig und sicher macht. Vielleicht ist es mein winziges Baby, das jetzt gerade in mir herumschwimmt und vielleicht Purzelbäume macht. Ich will es beschützen, und ich spüre richtig, wie die Kraft dazu in mir wächst. Ganz ohne wildes Herzklopfen oder schwitzige Hände sehe ich meiner Mutter in die Augen. Ich lasse nicht zu, dass sie so über Vincent redet. »Selbst wenn er einer wäre, würde ich ihn trotzdem lieben.«

»Also, jetzt pass mal auf, mein Mädchen.« Sie setzt sich neben mich aufs Bett, genau so, wie sie auch vor wenigen Wochen hier gesessen hat, um mir Vorträge über die Antibabypille zu halten. »Deine romantischen Jungmädchenträume, von wegen großer Liebe und Baby und allem, am besten noch hier bei uns in deinem Kinderzimmer, also das kannst du schon mal gleich vergessen. Das kannst du dir getrost abschminken, ja? So einfach, wie du dir das vorstellst, ist das nämlich alles nicht.«

»Ich stelle mir gar nichts einfach vor.«

»Anscheinend aber doch. Ich höre es doch genau heraus! Dabei hast du es noch nicht mal deinem Vater erzählt; wenn der das hört, kannst du dich sowieso auf etwas gefasst machen.«

»Das klingt ja wie eine Drohung. Woher willst du wissen, dass Papa nicht zu mir hält?«
Sie sieht mich an, als wäre ich soeben aus einer Anstalt entsprungen, dann steht sie auf, öffnet meinen Wäscheschrank, hebt Stapel von T-Shirts an und lässt sie wieder sinken, dreht sich erneut zu mir um.
»Du kannst dieses Kind nicht bekommen, Carolin«, bekräftigt sie, und an ihrer Stimme höre ich genau heraus, dass sie von diesem Satz keinen Millimeter abrücken wird. »Du bist kaum sechzehn Jahre alt, ihr seid alle beide noch lange nicht mit der Schule fertig, habt keine Ausbildung. Ich habe deinen kleinen Bruder gerade aus dem Gröbsten raus und bin heilfroh darüber. Jetzt blicke ich endlich mal nach vorn, kann anfangen, an mich zu denken, habe eine neue Stelle, die mir sehr viel Freude macht. Meinst du, das schmeiße ich jetzt alles wieder hin, um hier die Oma zu spielen? Nein.« Sie geht zur Tür und legt ihre Hand auf die Klinke, Janni ruft aus seinem Zimmer nach ihr. »Nein, Carolin. Von meiner Seite her ist das Ganze völlig ausgeschlossen.«
Ich erwidere nichts, halte aber ihren Blick fest, lange. Sie hat die Zimmertür schon geöffnet, schwenkt sie leicht hin und her, sieht kopfschüttelnd an mir vorbei, dann wieder zu mir hin. Meine Augen lassen sie nicht los. Schließlich seufzt sie und schließt die Tür noch einmal von innen.
»Nun guck mich doch nicht so an.« Mit drei Schritten ist sie wieder bei mir und schlingt ihre Arme um mich, ich umarme sie auch, was denkt sie sich bloß, ich bin doch ihr Kind, war selber mal in ihrem Bauch, und das Kleine, was sich da jetzt bei mir eingepflanzt hat, ist doch auch nichts anderes. Sie kann doch nicht einfach sagen, dass es nicht geht.
»Es ist gut, dass du dich beraten lässt«, sagt sie und streichelt

meinen Rücken. »Ein kleines bisschen Zeit ist ja noch. Jetzt bist du natürlich aufgewühlt, das verstehe ich ja. Nach dem Gespräch dort sieht für dich vielleicht alles ganz anders aus.«
»Hast du mich überhaupt lieb?«, frage ich sie, meine eigene Stimme ist mir ganz fremd, ich komme mir vor, als hätte ich die ganze Welt verschluckt. Mama legt ihre Hände um meine Oberarme und hält mich ein Stück von sich weg. Jetzt ist sie es, die mir eindringlich in die Augen sieht.
»Natürlich habe ich dich lieb«, sagt sie. »Mehr als alles auf der Welt liebe ich dich und Janni. Und auch wenn du es nicht glaubst, Carolin, oder wenn ich mich vorhin nicht so angehört habe: Es geht mir vor allem um dich. Um *dein* Leben. Du fängst doch gerade erst an zu blühen, hast vor kurzem zum ersten Mal die Liebe zu einem Jungen entdeckt, so vieles steht dir noch offen, in alle nur denkbaren Richtungen kannst du dich entfalten. Und jetzt gleich ein Kind ... Du kannst dir nicht vorstellen, wie so ein Säugling dich einschränkt, wie angebunden du mit ihm bist. Dazu muss man schon ein bisschen was hinter sich haben, verzichten können, erwachsen sein. Ich will nicht, dass du zu früh erwachsen werden musst.«
Janni ruft noch einmal nach ihr, zuerst fragend, dann mehrmals hintereinander und immer fordernder. Sein viertes »Maaamaaaa!« klingt schon mehr wie eine Sirene als wie ein Kind.
»Siehst du?« Mama lacht leise und deutet zur Tür hin. »Und so geht das jahrelang.«
»Muss Papa es überhaupt erfahren?«, frage ich sie beinahe flehend, ehe sie geht.
»Daran führt kein Weg vorbei. So etwas betrifft nun mal die ganze Familie. Aber wenn es dir lieber ist, sage ich es ihm in einer ruhigen Stunde.« Sie lächelt mich an. »Schwangere sollen sich schließlich schonen.«

»Du bist wohl vollkommen verrückt geworden.« Mein Vater hat die Tür zu meinem Zimmer noch nicht mal ganz aufgerissen, schon zischt er mir diesen Satz entgegen, so leise und tonlos, dass sich mein Magen schmerzhaft zusammenzieht. »Du spinnst doch komplett! Kommst mir hier mit einem Kind an, ausgerechnet jetzt! Was hast du dir eigentlich dabei gedacht?«
Unwillkürlich straffe ich meine Schultern. Das, was jetzt gerade begonnen hat, ist wahrscheinlich das Schwierigste von allem. Wenn ich das erst hinter mich gebracht habe, bin ich schon ein gutes Stück weiter. Wenn ich nur wüsste, womit ich eigentlich weiterkommen will.
»Nichts«, sage ich deshalb, es fällt mir schwer, Papa anzusehen. »Als es passiert ist, haben Vincent und ich an gar nichts gedacht.«
»Das ist mir klar.« Er nickt, sein Gesicht sieht dabei aus, als hätte er gerade etwas Bitteres im Mund. Wenn er wenigstens brüllen würde, dann könnte ich zurückkeifen. »Ihr habt gar nichts gedacht. Und das nach allem, was war. Mitten in diesem wichtigen Turnier. Durch deine hervorragenden Leistungen sind wir in die Zwischenrunde gekommen. Und jetzt das! Es ist für mich einfach unvorstellbar, Carolin. Unvorstellbar.«
»Es tut mir Leid, Papa. Ich wollte das doch nicht, glaub mir. Jetzt schon schwanger werden.«
»Das will ich hoffen!« Er geht zum Fenster, schiebt die Gardine zurück, räumt ein paar Bücher vom Fensterbrett und öffnet das Fenster, hängt den Haken ein, damit ein Windstoß es nicht plötzlich wieder zuschlagen kann. »Sonst würde ich glatt noch denken, du wolltest absichtlich meine Pläne durchkreuzen.« Auf seiner Stirn über dem blassen Gesicht stehen Schweißperlen, selbst seine Nackenhaare kleben an der Haut wie sonst fast

nur beim Fußballtraining. Ich ziehe einen Pullover von meinem Schreibtischstuhl, der schon seit ein paar Tagen dort liegt, und hänge ihn mir um die Schultern. Papa bekommt überhaupt nicht mit, wie kalt mir ist.
»Ach, nur darum geht es dir«, stelle ich fest. »Um dich und deine Pläne, ich weiß schon. Carolin Sibetzki, die neue Hoffnungsträgerin im DFB der Frauen, mit dir zusammen auf einem Zeitungsfoto. Hast du mich jemals gefragt, was ich überhaupt will?«
»Bevor du Vincent kennen gelernt hast, hast du dich immer so verhalten, als wolltest du dasselbe wie ich. Aber so langsam gehen mir die Augen auf.«
»Vincent liebt mich so, wie ich bin. Und nicht wegen irgendwelcher Pläne.«
»Jetzt kann er ja auch keine mehr machen«, erwidert Papa ungehalten, »mit einer schwangeren Freundin am Hals. Und gib dich nur keinen Illusionen hin. In so jungen Jahren schon Babygeschrei, da wird dein Rosenkavalier schnell das Weite suchen.«
»Keine Sorge.« In meiner Stimme lasse ich jetzt einen zynischen Unterton mitschwingen, tief drinnen wallt eine brodelnde Wut in mir auf, am liebsten würde ich Stühle an die Wand werfen oder gegen den Schrank treten. Ich reiße aber nur ein Papiertaschentuch in tausend kleine Fetzen. »Ich bin erst in der achten Woche, Papa. Es ist noch genug Zeit, mein Baby umzubringen, wenn euch das alle so glücklich macht.«
Für den Bruchteil einer Sekunde weiten sich seine Augen, er sieht beinahe erschrocken aus, fährt sich mit den Händen über das Gesicht, auf seiner Stirn bleiben Falten zurück. Langsam schüttelt er den Kopf.
»Dass du so mit mir redest, hätte ich nie für möglich gehalten, Carolin«, sagt er schließlich, sehr ruhig, sehr beherrscht, ehe er

sich zum Gehen wendet. »Ich bin sehr, sehr enttäuscht von dir.«

Als er weg ist, sitze ich noch eine ganze Weile regungslos auf meinem Bett, mein Magen fühlt sich an wie ein eiskalter Knoten. Mit dem letzten Satz von Papa ist meine Wut auf ihn verraucht. Ich wollte ihn nicht enttäuschen. Es ist alles komplett schief gelaufen, und ich kann es nicht mehr rückgängig machen. Am liebsten wäre ich gar nicht da, sitze wie hinter einer schalldichten Wand, die auch keine Gefühle durchlässt, starre vor mich hin, vielleicht wäre es besser, *ich* wäre nie geboren, wo ich sowieso allen nur Probleme bereite. Dann wäre mein Kind auch nicht da. Aus den Papierfetzen auf meinem Schoß forme ich jetzt lauter winzige Papierkügelchen, lege mit kalten Fingerspitzen auf der Matratze Muster damit, ein Fragezeichen, ein Peace-Symbol. Nach einer Weile kommt Janni herein, um mir gute Nacht zu sagen, plappert mich aber nicht voll wie sonst immer, sondern legt ein selbst gemaltes Bild mit einem roten Auto auf meinen Schoß, schlingt seine kleinen, dünnen Arme um meinen Hals und drückt mich wortlos an sich. Als er wieder geht, schließt er die Tür so leise hinter sich, als würde ich schlafen.

Eigentlich muss ich aufs Klo, in letzter Zeit gehe ich häufiger als sonst, Mama hat gesagt, das hinge mit der Schwangerschaft zusammen, selbst in diesem frühen Stadium schon. Aber solange Papa da ist, traue ich mich nicht raus.

Irgendjemanden, der mich versteht, brauche ich jetzt aber, und ich muss auch gar nicht lange überlegen, wen. Wenn es jetzt sowieso schon alle wissen, wird es höchste Zeit, dass ich es auch Bianca sage. Leider liegt unser Telefon im Wohnzimmer herum, da komme ich jetzt nicht ran, aber zum Glück habe ich letzte Woche neues Guthaben auf mein Handy gebucht. Rasch

rufe ich Biancas Nummer im Speicher auf und warte auf das Freizeichen.
»Hallo?«, höre ich sie gleich nach dem ersten Tuten, sie klingt, als hätte sie soeben einen 100-Meter-Sprint hinter sich.
»Ich bin's«, antworte ich und lege meine Hand um das Telefon, ich will nicht, dass mich hier jemand hört. »Bianca, ich muss dich dringend sprechen.«
»Ach, du bist's, Carolin.« Sie klingt beinahe enttäuscht. »Ich warte nämlich die ganze Zeit schon auf einen Anruf von Marcel, weißt du? Dieser Mistkerl hat mich schon wieder versetzt, und sein Handy ist ausgeschaltet. Wenn er sich heute nicht mehr meldet und mir eine Erklärung gibt, mit der ich was anfangen kann, mache ich mit ihm Schluss.« Die letzten Worte hören sich so an, als ob sie mit den Tränen kämpft.
»Wo bist du?«, frage ich sie.
»Immer noch vor dem Haus meiner Gitarrenlehrerin. Er wollte mich abholen und dann mit mir Pizza essen gehen.«
»Kannst du nicht herkommen? Ich muss dir was sagen. Es ist wichtig.«
Bianca zögert ein paar Atemzüge lang. »Ein bisschen wollte ich schon noch warten«, sagt sie schließlich. »Kannst du es mir nicht jetzt sagen?«
»Kann ich«, räume ich ein, dabei zittere ich am ganzen Körper. »Ich bin in der achten Woche schwanger.«
»WAS?« Bianca schreit so laut in ihr Handy, dass ich meines unwillkürlich ein Stück von meinem Ohr weghalte. Ich weiß sowieso nicht, ob die Strahlen schädlich für Embryos sind. »Das gibt es doch nicht, das ist der Hammer! Na klar, ich bin gleich bei dir! Warte mal – oh, Marcel biegt gerade um die Ecke. Der kann was erleben, seit zwanzig Minuten stehe ich hier in der Kälte!«
»Also kommst du doch nicht?«, vermute ich flüsternd.

»Ich ruf dich wieder an«, verspricht sie. Dann legt sie auf.
Aus dem Wohnzimmer dringen dumpfe Laute zu mir hindurch, irgendjemand hat den Fernseher eingeschaltet. Um ins Bad zu gelangen, muss ich dort nicht vorbei.
Ich weiß, dass Bianca nicht kommen wird. Sie meint es nicht böse.

Vincent

»Ich muss euch was sagen«, beginnt Vincent kurz nach dem Abendessen und trinkt einen Schluck Bier aus der Halbliterflasche, die auf dem Tisch zwischen ihm und seinem Vater steht. »Ich hab Mist gebaut.«
»Wenn du ein Bier willst, hol dir gefälligst selber eins«, brummt Olaf. »Hast du geklaut, Autos geknackt oder bist du bei deiner Sprüherei erwischt worden?«
»Nichts dergleichen.« Tatsächlich steht Vincent auf und geht zum Kühlschrank, um sich ein Bier zu holen, entschließt sich dann doch anders und setzt sich wieder hin. »Es hat was mit Carolin zu tun. Sie ist schwanger.«
»Ach nein.« Olaf spießt ein Stück Bockwurst auf seine Gabel und schiebt es sich in den Mund. »Sieh mal an, mein Sohn. Da hast du ja endlich mal was zu Stande gebracht!«
»Olaf!« Tanja, die beinahe ihre Tomate verschluckt hätte, boxt ihrem Mann gegen den Arm. »Kannst du ein einziges Mal irgendetwas ernst nehmen?« Sie wendet sich an Vincent. »Oder war das jetzt einer von deinen Witzen?«
»Schön wär's«, antwortet er mit einem bitteren Lachen.
»Wie weit ist sie denn?«, will Tanja wissen, die Augen unbewegt auf ihren Sohn gerichtet. »Gesehen habe ich bei ihr noch nichts.«

»Ende der achten Woche.«
»Na, Gott sei Dank.« Tanja legt noch ein paar Tomatenscheiben auf ihr Butterbrot, gibt gehackte Zwiebeln darüber und bestreut alles mit Pfeffer und Salz. »Noch kein dicker Bauch in Sicht. Dann kann sie es locker wegmachen lassen.«
»Mama!«, schaltet sich jetzt Mara ein, »so kannst du doch nicht darüber reden. ›Locker wegmachen lassen.‹ So was ist schließlich keine Blinddarmoperation!«
»Hat das hier jemand behauptet?« Tanja blickt in die Runde und zuckt mit den Schultern. »Ich sehe das nur realistisch.«
»Carolin ist sich nicht sicher, ob sie das will«, sagt Vincent. »Sie überlegt, ob sie das Kind bekommen möchte.«
»Soso, überlegt sie das?«, wiederholt Tanja und beißt von ihrem Tomatenbrot ab. »Hat deine Süße sich denn auch überlegt, was so ein Kind kostet? Allein schon die Windeln, 25 Cent das Stück kannst du rechnen, und davon vier oder fünf am Tag. Rechne dir mal aus, was da im Monat zusammenkommt. Dann das Milchpulver, wenn sie zufüttern muss, und nachher die Gläschen mit dem Gemüsebrei, unter 'nem Euro pro Mahlzeit geht da gar nichts. Sind wir schon bei dem dreifachen Betrag, mindestens. Dafür ist euer Kind aber noch nicht mal angezogen, hat noch kein Bett, keinen Kinderwagen und gar nichts. Irgendwo muss das ja alles herkommen. Und eines sage ich dir gleich, mein lieber Junge: Von meinem Geld nicht. Das kannst du ihr gleich stecken.«
»Babysachen kriegt man oft geschenkt«, wirft Mara ein. »Wenn sie es wirklich behält, könnte ich mich mal umhören, manche aus meinem Bekanntenkreis haben ja schon Kinder. Und so ein Wagen muss ja nicht unbedingt neu sein. Second Hand tut es doch genauso.«
»Rede du ihm noch zu«, erwidert Tanja. »Ihr habt sie wohl beide nicht mehr alle.«

»Aber am meisten zählt doch, was Carolin will!«, ereifert sich Vincent. »SIE ist doch schwanger, SIE muss entweder das Baby bekommen oder die Abtreibung über sich ergehen lassen. Ihr könnt doch nicht einfach hier hocken und darüber bestimmen!«
»Oh doch!« Olaf hat sein Würstchen aufgegessen und wischt den Rest Senf mit einer Scheibe Brot vom Teller. »Ihr redet hier nur von Nuckelflaschen und Strampelanzügen. Das ist alles nicht das Problem, da hat Mara Recht. Aber hast du mal darüber nachgedacht, dass du Alimente zahlen musst? Monat für Monat darfst du blechen, egal ob ihr beide überhaupt zusammenbleibt, egal, ob du dein Kind sehen darfst, wenn Carolin einen neuen Typen hat, und egal, ob du selber danach noch was zu beißen hast. Und das bleibt so, bis dein Kind selber eine Ausbildung in der Tasche hat und Geld verdient.«
»Das hab ja noch nicht mal ich«, murmelt Vincent entsetzt.
»Eben drum.« Olaf nickt. Und deshalb kannst du dir auch an zehn Fingern abzählen, wer die Alimente zahlt, bis du so weit bist: nämlich die Eltern des minderjährigen Vaters.«
»Wir«, betont Tanja.
»Und das ist einfach nicht drin.« Olaf steht auf und holt noch ein Bier aus dem Kühlschrank, stellt Vincent ein Glas hin und gießt ihm die Hälfte ein. »Deine Mutter steht von neun bis achtzehn Uhr im Geschäft, ich fahre Taxi, und trotzdem sind wir nicht auf Rosen gebettet. Ein richtig schöner Urlaub mit allem Drum und Dran ist zum Beispiel 'ne Ewigkeit her. Du wirst irgendwann den Führerschein machen, Mara studiert. Von den laufenden Kosten hier mal ganz abgesehen. Jetzt noch ein Baby durchfüttern – nein.« Er nimmt einen tiefen Schluck. »Bei aller Liebe, mein Junge. Da streike sogar ich.«
»Das wusste ich ja alles nicht«, räumt Vincent ein. »Das werde ich morgen gleich Carolin sagen.«
»Sieh es doch mal so«, sagt Olaf, »du weißt jetzt, dass du potent bist,

du kannst Kinder zeugen. Ist doch klasse, da hast du schon mal vielen Männern was voraus und kannst es später mal jeder Frau erzählen, die dir gefällt und die in der Hinsicht Ambitionen hat. Aber bitte noch nicht mit siebzehn. Da wollen wir doch auf dem Teppich bleiben.«

»Ja, ja.« Vincent errötet leicht, steht mit seinem Bierglas in der Hand auf. »Ist schon okay.«

Mara erhebt sich ebenfalls, räumt ab, so viel sie auf einmal tragen kann, und folgt ihrem Bruder in den Flur.

»Es gibt auch staatliche Unterstützungsmöglichkeiten«, flüstert sie. »Viel wird das nicht sein, aber fragen können wir ja mal. Ich fand gut, was du über Carolin gesagt hast, und ich glaube auch, dass sie das Kind will. Soll ich da mal für euch anrufen?«

Vincent leert sein Bierglas in einem Zug.

»Ich weiß nicht«, sagt er und geht in sein Zimmer.

Neunte Woche

Carolin

Die Beratungsstelle für Schwangere liegt in einem vierstöckigen Haus, etwas abseits vom Trubel der Innenstadt, aber doch zentral. Mama, Vincent und ich fahren mit dem Fahrstuhl hoch, mir ist heiß in meiner dicken Jacke, heute habe ich auch wieder mit Übelkeit zu kämpfen. Mit uns fährt ein Mann mit Aktentasche und grauem Anzug nach oben, in Mamas Alter vielleicht, ausgerechnet mir steht er gegenüber und bläst mir seinen Atem ins Gesicht, der Schweiß unter seinem weißen Hemd stinkt nach Hühnersuppe. Auch als er im dritten Stock aussteigt, verschwindet der Geruch nicht.

Oben angekommen, empfängt uns eine freundlich lächelnde Frau mit dunklen Haaren, sie könnte Türkin sein, ich denke daran, dass es sicher gut für türkische Schwangere ist, wenn hier jemand ihre Sprache kann. Die Frau bringt uns in ein Zimmer mit bequemen Stühlen und einem Tisch, auf dem lauter Broschüren liegen, Mama sucht sich gleich einen Stapel zusammen, während Vincent und ich uns einfach nur hinsetzen und Händchen halten. Ich mag jetzt nichts lesen. Kein einziges Wort könnte ich aufnehmen von dem, was andere Leute geschrieben haben. Heute geht es um mich. Um mich, um Vincent und um unser gemeinsames Baby. Kein noch so toll gestalteter Flyer der Welt könnte mir deshalb etwas sagen, das mir nützlich wäre. Ich sitze nur neben Vincent und versuche, meine Aufregung in den Griff zu kriegen.
Nach einer Ewigkeit kommt eine andere Frau, fremd sind sie mir hier alle, was wollen die überhaupt von mir, von uns?
»Du bist Carolin?«, fragt sie, ihr Lächeln ist immerhin sympathisch, sie sieht nur mich länger an, Vincent und meine Mutter streift sie mit einem Lächeln. »Wenn es dir recht ist, möchte ich zuerst mit dir allein sprechen. Kommst du mit?«
Das Zimmer, in das sie mich führt, ist groß und hell, gemütliche Sessel stehen um einen Tisch gruppiert, an einer Wand stehen ein Flipchart und ein TV-Video-Kombigerät, in einer Ecke wieder ein Tisch mit Broschüren darauf, teilweise dieselben wie im Wartezimmer, aber auch andere. Offensichtlich finden hier auch Seminare statt oder Kurse für Schulklassen über Verhütung. So was hätten wir auch mal gebrauchen können.
»Ich bin Anke«, stellt sich die Frau vor, reicht mir die Hand und deutet auf einen der Sessel, während sie sich auf einen anderen setzt. »Du bist also schwanger von deinem Freund und überlegst, ob du das Kind behalten kannst oder nicht.«

Ich wiege meinen Kopf hin und her, allmählich fange ich an mich zu entspannen. »Eigentlich überlege ich gar nicht mehr«, korrigiere ich. »Ich will es haben.«

»Am besten erzählst du mir erst mal alles von Anfang an«, ermutigt mich Anke. »Wie lange du deinen Freund schon kennst, wie es dazu kam, dass ihr nicht richtig verhütet habt, was er und eure Eltern jeweils dazu sagen und vor allem, was in dir vorgeht. Und dann überlegen wir gemeinsam mit ihm und deiner Mutter, wie es weitergehen könnte.«

Also erzähle ich. Mit jedem Satz, den ich sage, spüre ich, wie gut es tut, dass ich endlich einmal mit jemandem darüber sprechen kann, der mich *nicht* kennt. Der nicht von unserer Familie redet, von Geld, von Plänen, Enttäuschung. Jemand, der einfach nur mich sieht und mir zuhört. Ich erzähle Anke, dass ich noch nie einen Freund hatte, bevor ich Vincent traf. Dass er damals bei der Fete noch seiner Exfreundin nachgetrauert hat und dass ich das süß fand. Von meinem Vater und unseren Fußballträumen, aber auch von seiner Eifersucht auf Vincent. Von meiner Angst, Vincent könnte wieder mit Nina zusammenkommen, von dem Foto an seiner Pinnwand und dass ich mit ihm geschlafen habe, damit er nicht wieder zu ihr zurückgeht. Dass es mein erstes Mal war und dass es dabei passiert sein muss, denn all die Male danach haben wir verhütet. Und ich erzähle, dass keiner das Kind haben will. Keiner außer mir.

»Vincent auch nicht? Steht er nicht zu dir?«

»Zu mir schon«, sage ich. »Und er weiß auch, dass das Baby in meinem Bauch schon richtig lebt und dass man es nicht einfach so töten kann. Aber seine Eltern haben ihm die Hölle heiß gemacht wegen der Kosten.«

»Und du bist dir sicher, dass du das Kind bekommen möchtest?«

»Wenn ich nur wüsste, wie ich es allein schaffen soll«, sage ich, »wenn niemand mir hilft.«
»Hilfen gibt es durchaus«, versucht Anke mich zu beruhigen. »Darüber reden wir gleich, wenn Vincent und deine Mutter dabei sind. Vorher will ich dir nur eines sagen: Die Entscheidung, ob du das Kind austrägst und das Kind bekommst oder nicht, liegt ganz allein bei dir. Niemand hat das Recht, dich zu einem Abbruch zu zwingen, ebenso wenig wie dazu, das Kind zu bekommen, wenn du nicht bereit dazu bist. Deine Eltern und dein Freund können dich mit ihrer Meinung beeinflussen. Aber nur *du* triffst die endgültige Entscheidung und sonst keiner.«
Ich setze mich kerzengerade hin und starre sie an. »Aber ich bin doch noch nicht mal volljährig«, wende ich ein. »Haben da nicht meine Eltern über mich zu bestimmen?«
»In den allermeisten Angelegenheiten, ja«, bestätigt Anke. »Siehst du, deshalb wollte ich als Erstes mit dir allein sprechen. Wenn ein Mädchen den Eindruck erweckt, dass es seelisch und geistig reif genug ist zu wissen, was ein Schwangerschaftsabbruch für ihr Leben bedeutet, aber auch, was es heißt, das Kind zu bekommen, braucht es die Zustimmung der Erziehungsberechtigten nicht. Dann darf das Mädchen allein entscheiden. Du machst auf mich in jedem Fall den Eindruck, dass du dazu in der Lage bist.«
Zum ersten Mal, seit ich diese Etage hier betreten habe, lehne ich mich entspannt zurück. Auf einmal ist mir richtig warm und wohlig zu Mute, so gut klingt das, was Anke mir grade gesagt hat. *Ich* darf entscheiden. Endlich ist es einmal *mein* Wunsch, der zählt. Und sie traut mir zu, dass ich es richtig mache. Ich muss mich niemandem fügen.
»Muss ich mich heute entscheiden?«, will ich noch wissen. »Hier, wenn wir mit dem Gespräch fertig sind?«

»Falls du die Schwangerschaft abbrechen willst, brauchen wir die Kostenübernahme deiner Krankenkasse und einen Termin bei einem Arzt, der den Abbruch vornimmt«, klärt Anke mich auf. »Bis zum Ende der zwölften Woche solltest du also nicht warten. Aber ein paar Tage Bedenkzeit hast du schon noch, zumal zwischen diesem Beratungsgespräch und einem Abbruch nicht weniger als drei Tage liegen dürfen. Sagen wir, bis Anfang nächster Woche.« Mit einem prüfenden, aber sehr freundlichen Blick sieht sie mich an.

»Was meinst du«, fragt sie schließlich, »wollen wir deine Mutter und deinen Freund jetzt hereinbitten?«

Mama ist richtig flatterig, als sie den Raum betritt. In ihrem Gesicht lese ich deutlich die Frage nach dem, was Anke und ich so lange allein miteinander besprochen haben. Vincent ist viel cooler, er nickt Anke zu, setzt sich neben mich, nimmt meine Hand und wartet ab. Anke erklärt beiden, dass sie mich nur kennen lernen wollte, ohne dass jemand dabei ist, der mich irgendwie beeinflussen könnte, und dass sie das immer so macht. Sie sagt aber auch, dass ich noch keine Entscheidung für oder gegen das Kind getroffen habe. Mama atmet hörbar auf und fummelt an ihrem Halstuch herum.

»Sie werden ja sicher verstehen, dass ich das nicht kann, jetzt noch ein Kind«, sagt sie und erzählt von Janni und von ihrer neuen Stelle als Fotografin. »Und mein Mann ist ganz unglücklich darüber, dass *das* nun passiert ist. Er hat mit unserer Tochter noch so viel vor, sie ist ja sportlich sehr talentiert. Vom Platz her würde es bei uns zwar gerade so gehen, finanziell in den ersten paar Jahren auch gerade so, aber sonst … Carolin verbaut sich damit ihre Zukunft, sie will doch ihr Abitur machen, jetzt ist sie gerade mal in der zehnten Klasse!«

»Natürlich verstehe ich Ihre Ängste und die Sorge um die Zukunft ihrer Tochter sehr gut, Frau Sibetzki«, sagt Anke und nickt meiner Mutter zu. »Aber sie wissen vielleicht nicht, dass Carolin, sollte sie sich wirklich dafür entscheiden, das Kind zu bekommen, Anspruch auf besondere staatliche Leistungen hat. Die stehen ihr ganz unabhängig von der finanziellen Situation der Eltern zu.«

Mama schweigt. Vielleicht hat sie darauf gebaut, dass Anke ihr beipflichtet. Dass sie mit ihr im Duett trötet: Na klar, Carolin ist zu jung, logisch muss sie abtreiben. Aber so einfach ist das nicht.

»Carolin müsste mit dem Kind auch nicht unbedingt in der Familie wohnen bleiben, wenn es da Probleme geben würde«, fährt Anke fort. »Ich kann Ihnen die Adressen mehrerer Mutter-Kind-Projekte geben, in denen sie mit dem Baby wohnen könnte, damit sie ihren Schulabschluss machen und eine Ausbildung auch mit Kind absolvieren kann. Und sie hat gesetzlichen Anspruch auf Kindergeld und Erziehungsgeld, Letzteres zumindest die ersten zwei Jahre lang.«

»Mutter-Kind-Projekt«, wiederholt Mama kopfschüttelnd, »wie das klingt, Carolin ist doch selbst noch fast ein Kind, und wir sind doch eine Familie! Das geht mir alles viel zu schnell, ich kann meine Tochter doch nicht von einem Tag auf den anderen in irgendeine Einrichtung geben! Sie gehört doch zu uns.« Ihre Lippen zucken, als kämpfe sie mit den Tränen. Ich will aber nicht, dass sie weint. Nicht meinetwegen.

»Vielleicht kommen wir erst mal zu dir, Vincent.« Anke löst ihren Blick von meiner Mutter und wendet sich ihm zu. »Mit siebzehn Jahren Vater zu werden ist natürlich auch nicht so ganz alltäglich. Wie stehst du denn dazu?«

Vincent rutscht auf seinem Sessel hin und her. »Ich würde

Carolin schon helfen«, sagt er und drückt meine Hand etwas fester. »Mich auch um das Kind kümmern, soweit ich kann. Nur mit dem Geld ist es eben blöd. Ich verdiene doch noch gar nichts. Von vierzig Euro Taschengeld im Monat kann ich schlecht Unterhalt zahlen.«

»Das musst du auch nicht«, erwidert Anke. »Wenn du beim Jugendamt eine Unterhaltsbefreiung beantragst, könnte Carolin sich an die Unterhaltsvorschusskasse wenden. Die zahlt in dem Fall die monatlichen Beträge, bis du mit der Ausbildung fertig bist und ein eigenes Einkommen hast. Von dem Zeitpunkt an bist du allerdings selbst unterhaltspflichtig für dein Kind.«

»Na, Prost Mahlzeit«, brummt Vincent. Der Gedanke, von seinem ersten Gehalt gleich einen großen Teil abgeben zu müssen statt damit ordentlich auf den Putz zu hauen und sich endlich einmal etwas leisten zu können, behagt ihm nicht. Ich kann ihm nicht einmal böse sein, dass er so denkt. Ich habe ja selber Angst.

Eine Weile reden wir noch hin und her, denken über verschiedene Möglichkeiten nach, ein Kind aufzuziehen. Anke sagt, manche jugendlichen Mütter geben ihr Baby auch zur Adoption frei, wenn sie selbst nicht für es sorgen können oder wollen. Bei diesem Gedanken schaut Mama ganz entsetzt und ich wohl auch, obwohl Anke betont, dass auch das eine vernünftige Lösung sein kann. »Dazu entschließen sich allerdings meistens Mädchen und Frauen, die ihre Schwangerschaft erst nach der zwölften Woche bemerken oder für die z. B. aus religiösen Gründen ein Abbruch nicht in Frage kommt«, erklärt sie uns.

Mir schwirrt der Kopf von all diesem Gerede über Geburt und Abtreibung, von Adoption und Mutter-Kind-Einrichtungen, von Leben und »angebunden sein«, von Geld und irgend-

welchen Ämtern und Kassen. Ich will das Kind haben, fürchte mich aber vor dem, was dann auf mich zukommt. Meine Eltern und Vincent wollen es nicht. Ich weiß nicht mehr weiter.
»Was ist, wenn ich mich gar nicht entscheiden kann?«, frage ich, höre dabei selber, wie weinerlich ich klinge.
»Keine Entscheidung ist auch eine Entscheidung«, betont Anke. »Denn dann bleibst du schwanger. Dann wird der Fötus in deinem Bauch zu einem Baby heranwachsen und du wirst es zur Welt bringen. Ein bisschen schwanger sein – das gibt es nun mal nicht.«
»Leider«, seufzt Mama und umklammert die Handtasche auf ihrem Schoß. »Könnte man doch nur die Zeit zurückdrehen und alles ungeschehen machen!«
Vincent sagt nichts, einige Augenblicke lang schweigen wir alle, bis Anke schließlich erneut das Wort ergreift.
»Carolin, die endgültige Entscheidung liegt wie gesagt bei dir«, sagt sie. »Deshalb fasse du doch zum Abschluss noch einmal zusammen, was aus deiner Sicht dafür spricht, das Kind zu bekommen, und welche Gründe für dich dagegen sprechen. Damit du deine Gedanken ein bisschen sortieren und in den nächsten Tagen zu Hause einen klaren Kopf behalten kannst.«
»Alles Mögliche spricht dagegen«, brause ich auf. »Dass Vincent und ich noch zu jung sind, um jetzt schon Eltern zu werden, dass wir uns kaum ein Vierteljahr kennen und keiner von uns schon Geld verdient. Dass es mit einem Baby viel schwieriger für mich sein würde, Schule und Ausbildung zu beenden und danach einen Job zu finden. Und dass unsere Eltern dagegen sind.«
»Wegen der Gründe, die ich dir neulich zu Hause genannt habe«, erinnert mich Mama.
»Das ist eine ganze Menge«, fasst Anke zusammen. »Trotzdem

bist du anfangs hier hereingekommen und hast gesagt, du willst das Kind.«

»Weil es lebt!«, rufe ich aus. »Weil es mindestens schon vier Zentimeter groß ist und schon ganz kleine Arme, Beine und einen Kopf hat. Weil sein Herz schlägt. Weil ich glaube, dass es ein Mädchen ist. Vielleicht hört oder fühlt es schon was. Und ich will wissen, ob es dir ähnlich sieht, Vincent, oder mir oder uns beiden.«

»Liebes, das ist alles noch ganz, ganz winzig, da in deinem Bäuchlein.« Mama sieht mich an wie früher als Kind, wenn ich mir das Knie aufgeschlagen hatte und sie mich tröstete. Dann blickt sie zwischen mir und Vincent hin und her. »Meine Güte, ihr beiden könnt doch noch nicht mal wissen, ob ihr überhaupt zusammenbleiben werdet! Macht euch doch nicht jetzt schon das Leben so schwer, von uns mal ganz abgesehen.«

»Das entscheidet Carolin«, betont Anke abschließend noch einmal. »Ich gebe dir jetzt eine Bescheinigung mit, dass du bei mir warst, um dich beraten zu lassen. Die brauchst du für den Fall, dass du dich doch zu einem Abbruch entschließen solltest.« Sie steht auf und schreibt etwas auf ein Blatt Papier, das sie mir gleich darauf in die Hand drückt. Ich falte es zusammen und schiebe es zu dem Ultraschallfoto in mein Portmonee, ohne einen Blick darauf zu werfen. Nachdem wir beide uns verabschiedet haben, reicht Anke zuerst Mama die Hand, dann Vincent. Draußen im Fahrstuhl sieht jeder von uns in eine andere Ecke.

Als wir auf die Straße treten, denke ich an das Foto von Nina an Vincents Pinnwand und daran, wie frisch, wie zerbrechlich unsere Liebe noch ist. Wären Vincent und ich älter und würden zusammenwohnen, hätte unser Baby ein Nest. So hat es nur mich.

Zu Hause schiebt sich Papa im Flur mit seiner Sporttasche in der Hand an mir vorbei, ich versuche, ihn nicht anzusehen, aber aus den Augenwinkeln bemerke ich doch seinen Blick, so müde, enttäuscht und verärgert. Sobald ich etwas später allein in meinem Zimmer bin, hole ich das Ultraschallfoto heraus und streiche sanft mit dem Finger über die verschwommenen Umrisse des Kindes.
Obwohl ich es in mir trage, bin ich ganz allein.

Vincent

»Carolin ist schwanger?« Marcel fährt mit seinem Fahrrad beinahe gegen einen Laternenmast, als sein bester Kumpel ihm diese Neuigkeit verkündet, erst jetzt, ziemlich leise und ein bisschen verschämt. »Wahnsinn. Hat sie es drauf angelegt?« Als Vincent ihn verwundert ansieht, statt zu antworten, zuckt er mit den Schultern und tritt langsam wieder in die Pedale. »Ich meine ja nur. Mir wäre das letztes Jahr beinah mal passiert, da hatte ich eine, die schon ein paar Jahre älter war. Sie stand total auf mich und wollte …«
»So ist Carolin nicht«, unterbricht ihn Vincent. »Eigentlich bin ich daran schuld.«
»Wieso du? Die Mädels nehmen doch alle die Pille!«
»Carolin nicht.« Vincent verdreht die Augen. »Ich war doch der Erste für sie.«
»Ach so.« Marcel pfeift durch die Zähne und wirft ihm von der Seite einen anerkennenden Blick zu. »Hut ab, den Genuss hatte ich noch nie. Aber sag mal … für immer ist das doch mit ihr sowieso nicht.«
»Was soll das heißen, für immer?«
»Dass du doch eigentlich was Besseres verdient hättest«, antwortet

Marcel. »Ein hübscheres Mädchen, das auch mal ein bisschen lustig ist und nicht so eine Schlaftablette. Wenn Carolin jetzt ein Kind bekommt, bist du doch ewig an sie gebunden.«

»Fang nicht schon wieder so an. Du raffst überhaupt nicht, was du manchmal für eine Scheiße redest. Vielleicht sollte ich das mal Bianca stecken.« Vincent fährt dichter an ihn heran, droht ihm mit dem Vorderrad den Weg zu versperren. Die Ampel, die sie überqueren wollen, springt auf Rot. »Hast du eigentlich schon mal was von dem Wort ›Liebe‹ gehört?«

Carolin

Zwei Tage später gehe ich allein noch einmal zu Anke und sage ihr, dass ich das Kind bekommen will. Mein Herz klopft wie verrückt dabei, noch im Fahrstuhl habe ich hin und her überlegt, aber jetzt ist es heraus. Ängstlich schaue ich in Ankes Gesicht, warte auf eine negative Reaktion, ob sie versucht, es mir auszureden. Aber sie nickt nur und sieht aus, als habe sie sich so etwas schon gedacht. Trotzdem bespricht sie mit mir noch einmal ausführlich die Gründe, weshalb ich mich so entschieden habe.

»Gut«, sagt sie schließlich und nimmt aus ihrer Schreibtischschublade ein paar Bögen Papier. »Alles, was wir dann jetzt für dich tun können, eilt nicht so sehr. Ich gebe dir schon mal die Adressen der Stellen, wo du die Gelder beantragen kannst, die dir als minderjähriger Mutter zustehen. Auch zwei Mutter-Kind-Einrichtungen hier im weiteren Umkreis habe ich dir aufgeschrieben für den Fall, dass es zu Hause nicht läuft. Du kannst sie dir ja mal ganz unverbindlich ansehen.« Sie reicht mir die Papiere. »Und dann musst du natürlich sehr bald wieder zu deiner Frauenärztin gehen«, fährt sie fort. »Ab jetzt solltest du sehr gewissenhaft alle Vorsorgeuntersuchungen wahrnehmen, damit es dir und dem Kind bis zur Geburt gut geht. Nicht nur, weil du mit fünfzehn Jahren noch als Risikoschwangere zählst.«

Draußen auf der Straße ist mir, als ob ich jetzt die Welt mit anderen Augen sehe. Ich trage ein Kind in mir, ich werde Mutter. Überall in der Stadt kündigt Weihnachtsbeleuchtung das bevorstehende Fest an, an den Imbissbuden duftet es nach heißen Maroni und Glühwein, und ich gehe hier herum und bin zu zweit. Noch nie habe ich Mütter mit Kleinkindern bewusst wahrgenommen; auf einmal scheint ganz Berlin voll von Kinderwägen und quäkenden Babies zu sein. Nächstes Jahr um diese Zeit ist mein Baby schon fast ein halbes Jahr alt. Vielleicht werde ich gar nicht mehr hier wohnen, und wer weiß, ob ich dann überhaupt noch mit Vincent zusammen bin, wenn er nicht zu unserem Kind steht. Wenn ich eine Freundin treffen will, werde ich meistens das Baby dabeihaben, im Kinderwagen oder in einer Trage. Unterwegs muss ich es füttern und wickeln. Ich werde ein ganz anderes Leben führen als jetzt, ein Mamileben. Leicht wird das nicht. Hoffentlich packe ich das alles.

Auf dem Weihnachtsmarkt am Tauentzien bleibe ich an einem Stand mit Holzspielzeug stehen, hier könnte ich etwas für Janni finden. Mein Blick fällt sofort auf eine Dampflok, die zu seiner Eisenbahn passt, doch als ich danach greifen will, schnappt sie mir jemand vor der Nase weg. Angesäuert blicke ich auf und will losmeckern, doch da erkenne ich, dass es Dajana ist. Auch sie blickt auf. Über ihr Gesicht geht ein Leuchten, als sie mich erkennt.

»Carolin!«, ruft sie, schlingt ihre Arme um mich und hält mich fest, als hätten wir uns jahrelang nicht mehr gesehen. »Ist das toll, dich endlich einmal zu sehen! Ich muss dir so viel erzählen, du glaubst gar nicht, wie öde es im Verein ohne dich ist. Da ist nur noch die Luft raus. Komm, gehen wir in das Café dort drüben!«

Noch immer strahlt sie mich an, als wir uns in eine ruhige Ecke gesetzt haben, ihre blauen Augen scheinen vor Freude Funken zu sprühen, über den Tisch hinweg drückt sie meine Hand. Eine junge Serviererin eilt herbei und fragt mich nach meinem Wunsch.

Ich bestelle einen Roibushtee mit Karamellgeschmack, meine Stimme klingt heiser dabei, ich spüre, dass meine Kehle ganz eng geworden ist. Dajana sieht mich besorgt an, als ich versuche, eine Träne aus meinem Auge zu wischen, bevor sie mir die Wange hinunterläuft, aber es hat keinen Sinn, es kommen sogar noch mehr, ich schniefe und schluchze, es scheint, als könne ich gar nicht mehr aufhören. Immer wieder fragt mich Dajana, was denn los sei, reicht mir ein Taschentuch, will wissen, ob sie irgendwas falsch gemacht habe.

»Du doch nicht«, heule ich und putze mir die Nase, »ganz im Gegenteil! Es ist weil ... Endlich freut sich mal jemand einfach nur, dass ich da bin, keine Vorwürfe, kein eisiges Schweigen, kein Problemgewälze! Ich wusste gar nicht mehr, dass es das auch noch gibt!« Die Serviererin bringt meinen Tee, ich puste und trinke vorsichtig einen Schluck, knabbere an dem Keks, der auf der Untertasse liegt.

»Kann ich mir denken«, meint Dajana, als wir wieder allein am Tisch sind. »Bei euch zu Hause dreht sich bestimmt alles nur noch um deine Schwangerschaft. Beim Fußball brauchte ich mir nur Matthias' Gesicht anzusehen und wusste Bescheid. Er schaut so beleidigt aus der Wäsche, als wärst du nur schwanger geworden, um ihn zu ärgern.«

»Ich habe alles versaut«, stöhne ich. »Dabei wollte ich nichts weiter, als mit Vincent zusammen sein. Mein allererster Freund, ich war doch so was von verknallt in ihn!«

»Wieso ›war‹? Bist du es jetzt nicht mehr?«

»Es ist so anders geworden! Wir lachen kaum noch, wir gehen nicht mehr weg, wir schlafen nicht miteinander, wir treffen uns nicht mal mehr mit Bianca und Marcel oder anderen Freunden. Vincent geht überall allein hin. Wenn wir uns sehen, reden wir immer über dasselbe Thema, die Schmetterlinge im Bauch sind längst davongeflattert, und unsere Küsse fühlen sich fast schon an wie bei ›Mutti und Vati‹. Aber das sind wir ja jetzt auch bald.«

»Ganz schön krass, wenn ich daran zurückdenke, dass du dich damals kaum auf die Fete getraut hast vor lauter Unsicherheit«, überlegt Dajana laut und streichelt meine Hand. »Jetzt bist du schwanger. Aber ich bewundere dich.«

»Da gibt es nicht viel zu bewundern«, antworte ich. »So klein und schwach, wie ich mich jetzt fühle. Das bisschen Lampenfieber damals war nichts dagegen.«

Eine Weile hängen wir jede unseren Gedanken nach, der heiße Tee mit seinem sahnigen Aroma taut mich langsam von innen her auf. Die Serviererin kommt wieder und fragt, ob wir noch etwas möchten, doch wir schütteln genau gleichzeitig den Kopf und zücken unsere Portmonees.

»Bummeln wir noch ein bisschen über den Weihnachtsmarkt, oder warst du schon fertig damit?«, fragt Dajana. »Ich habe noch kaum Geschenke, weil ich es in den Kaufhäusern nicht aushalte. Wie lange hast du Zeit?«

Zwei Stunden später sind meine Füße zu Eisklumpen geworden, und meine Wangen tun weh von der Kälte draußen, aber innerlich bin ich so leicht und froh wie schon lange nicht mehr.

Heute Nachmittag habe ich mich endlich mal wieder gefühlt wie eine ganz normale Fünfzehnjährige. Dajana hat mir vom Fußballverein erzählt, von Noras Liebeskummer wegen eines dreizehn Jahre älteren Mannes und davon, dass Friederike neuerdings arrogant geworden sei. Sogar über meinen Vater haben wir ein bisschen gelästert, Dajana hat eine Art, ihn zu imitieren, bei der ich Tränen gelacht habe.
Außer Weihnachtsgeschenken haben wir uns auf dem Markt Freundschaftsohrringe gekauft, kleine Hänger aus grün schimmernder echter Muschel mit einem silbernen Verschluss. Auf die waren wir beide scharf, doch keine von uns hatte genügend Geld für das ganze Paar. So kam Dajana auf die Idee, sie zu teilen. Also legten wir unser Geld zusammen, und nun tragen wir jede einen von zwei gleichen Muschelohrringen. Dajana ahnt nicht mal im Traum, wie viel mir das bedeutet. Es wird mich immer an diesen Tag erinnern, an dem sie für mich da war, als ich so dringend jemanden brauchte.
»Komm doch noch mit zu mir«, schlägt sie vor, als wir uns eigentlich gerade verabschieden wollen. »Es ist Freitag, du kannst bei mir übernachten!«

Bei Dajana übernachten – dazu hat mir Papa sofort grünes Licht gegeben, als ich zu Hause anrief. Der Abend hat mir so gut getan wie keine andere Begegnung seit langer Zeit. Endlich einmal drehte sich nicht mehr nur alles um mich und die Frage nach dem Für und Wider zum Kind. Auch Dajana hat mir von ihren Problemen erzählt, von ihrem neuen Freund Sahid, der schon achtzehn ist und aus dem Libanon kommt, und von ihrer Mutter, die dagegen ist, dass sie sich mit ihm trifft. Aber sie tut es trotzdem – heimlich und immer mit der Angst, erwischt zu werden. Das hatte sie bis dahin auch noch niemandem anver-

traut. Bis weit nach Mitternacht haben wir richtig toll geredet, noch intensiver als ich es mit Bianca kann. Jetzt, nach dem Frühstück, fällt es mir richtig schwer, von ihr wegzugehen, zurück nach Hause, wo mich im Moment alles nur runterzieht.
»Drück mir die Daumen, dass ich das alles schaffe mit dem Baby«, sage ich, als Dajana mich zur Tür bringt.
»Hast du Angst?«, fragt Dajana.
»Du glaubst gar nicht, was für eine«, antworte ich.
»So gut ich kann, helfe ich dir«, versucht sie mich zu beruhigen. »Ich spiele gern mal den Babysitter.«
»Es geht mir nicht darum, abends weggehen zu können«, erwidere ich. »Es ist ... einfach alles, die ganze Verantwortung. Ich verstehe doch gar nichts von kleinen Kindern. Nur weil ich ab und zu auf meinen kleinen Bruder aufpasse, bin ich noch lange keine Mutter.«
Dajana nimmt mich noch einmal in den Arm, genau wie gestern, als wir uns zufällig getroffen haben. Dann hält sie mich ein Stück von sich weg und sieht mir fest in die Augen.
»Du *musst* es doch gar nicht bekommen, Carolin«, sagt sie leise. »Kein Mensch verlangt das von dir, so jung, wie du bist. Nur du selbst stellst diesen Wahnsinnsanspruch an dich. Du musst wirklich nicht. Es ist ja noch nicht zu spät.«
Ein paar Mal muss ich schlucken, fast heule ich schon wieder los. »Du musst es nicht bekommen« klingt ganz anders als: »Du darfst nicht«. Aus Dajanas Mund klingt es wie die Befreiung von einer riesigen Last. Ich darf noch einmal darüber nachdenken. Ich muss nicht schwanger bleiben, nächstes Jahr alles mit einem Baby machen, von irgendwelcher Unterstützung leben, in eine Einrichtung gehen oder mit Kind in meinem engen Zimmer leben, wo niemand uns will. Ich könnte mich auf *mein* Leben konzentrieren, weiter zur Schule gehen, Fußballprofi werden,

mich mit Dajana treffen, wann immer ich will, mit jedem Jahr unabhängiger werden von zu Hause. Ganz normal erwachsen werden. Immer noch kann ich alles neu überdenken. Und das werde ich auch tun, sehr gründlich und ganz allein. Ohne jemanden zu fragen, wie er oder sie darüber denkt.
»Danke«, sage ich leise zu Dajana. Wir geben uns einen Kuss auf beide Wangen, dann reiße ich mich los. Ich bin schon halb die Treppe herunter, als ich den Hall ihrer Stimme höre. Ich bleibe stehen und schaue hoch, Dajana sieht so komisch aus, wie sie sich übers Treppengeländer herunterbeugt, dass ich schon wieder lachen muss.
»Kommst du zu unserem nächsten Spiel?«, fragt sie. Bestimmt weckt sie das ganze Haus auf, es ist noch nicht mal zehn. »Du kannst doch zuschauen, als mein Maskottchen! Ich spiele nämlich auf deinem Posten!«
»Keine schlechte Idee«, rufe ich zurück. »Ich überleg's mir!«

Zehnte Woche

Carolin

»Ich kann das Kind nicht bekommen«, sage ich am Donnerstag der darauffolgenden Woche nach der Schule zu Anke. »Ich bin noch mal alles durchgegangen. Ich will nicht darauf warten, was passiert, wenn das Kind erst da ist. Im Moment sichert mir niemand wirklich Hilfe zu. Und ganz allein fühle ich mich zu jung. Ich kann ihm doch gar nicht bieten, was es braucht.«
Ich bin froh, dass Anke mich versteht – etwas Angst hatte ich schon, dass sie mich jetzt für wankelmütig hält oder daran zweifelt, dass ich wirklich hinter meinem Entschluss stehe.

Aber dann geht alles ganz schnell, es muss schnell gehen. Anke sagt, dass die Risiken bei einem Schwangerschaftsabbruch steigen, je später man ihn vornimmt, und ich bin schon in der 10. Woche seit der Empfängnis. Ich konnte mich nicht schneller entscheiden, es war so schwer. Ich habe kaum geschlafen in den letzten Nächten, habe mich gequält, immer wieder geschwankt zwischen einem tonnenschweren Ja und einem befreienden Nein, habe abwechselnd auf meinen noch immer ziemlich flachen Bauch getrommelt und ihn gestreichelt. Wenn ich doch für ein paar kurze Stunden eingenickt bin, träumte ich von der Geburt, davon, dass das Kind nicht kommen will, dass Vincent die Klinik nicht findet, dass mein Vater es mir wegnehmen will. In der Schule habe ich nur teilnahmslos herumgesessen, müde und ausgelaugt, und wenn Bianca mir etwas erzählt hat, habe ich ihr geantwortet wie ein Roboter. Hätte ich meine Tränen aus dieser Zeit irgendwo gesammelt, wäre bestimmt ein ganzes Glas voll geworden, vielleicht auch ein Eimer. Aber jetzt kann ich nicht mehr. Noch einen Tag länger so, und ich bin reif für die Klapse.
Nachdem wir noch einmal gründlich über alles geredet haben, ruft Anke für mich bei der Krankenkasse an und auch bei einem Gynäkologen, der einen eigenen Raum für ambulante Operationen hat. Sie reicht mir eine kleine Visitenkarte mit der Adresse des Arztes über ihren Schreibtisch. Die Straße, in der die Praxis liegt, kenne ich sogar. »Du musst allerdings drei volle Tage bis zur OP abwarten, heute ist Donnerstag, also geht es frühestens am Montag. So ist es gesetzlich vorgeschrieben, damit du genügend Zeit hast, falls du es dir doch anders überlegst.«
»Noch mal warten«, seufze ich und spüre, dass meine Augen sich schon wieder mit Tränen füllen, dabei bin ich sonst gar

nicht der Typ, der schnell heult. Aber jetzt bin ich so erschöpft, ich kann nicht mehr, das muss doch alles irgendwann mal vorbei sein. Anke sieht mich mit warmen, beinahe mütterlichen Augen an, während sie aufsteht und um den Tisch herum zu mir kommt.

»Mach dir doch nicht so viele Gedanken, Kind«, sagt sie und streichelt meinen Arm. »Es gibt wirklich nichts zu befürchten, du hast dich so entschieden, wie es dir am stimmigsten erscheint, und dann ist es auch so. Mit fünfzehn – da macht dir doch niemand Vorwürfe, und du solltest dir auch keine machen. Später kannst du immer noch eine ganze Fußballmannschaft voller Kinder bekommen. Wenn du erwachsen bist.«

Ich nicke und muss sogar ein wenig lachen, wegen der Fußballmannschaft. Endlich gelingt es mir, den Kloß in meinem Hals herunterzuschlucken.

»Wenn du zu der OP gehst, nimm jemanden mit, der dir gut tut, deine Mutter, deinen Freund oder auch eine gute Freundin«, fährt Anke fort. »Du solltest hinterher nicht alleine nach Hause gehen.« Sie drückt meine Hand. »Ich wünsche dir alles Gute für diesen Tag. Hinterher kannst du gern noch einmal zu mir kommen und dich aussprechen. Dafür bin ich ja da. Alles klar?«

Dritter Teil

Loslassen

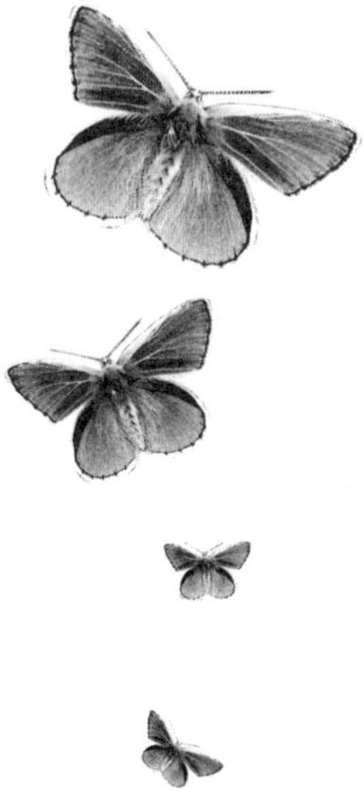

Carolin

»Der Eingriff wird unter Vollnarkose durchgeführt«, erklärt Herr Doktor von Roth, der Arzt, zu dem Anke mich geschickt hat. Mit weiten, hellgrauen Augen, die genau zu seiner Haarfarbe passen, sieht er mir fest in die Augen. Zuvor hat er mich gefragt, ob ich bei meinem Entschluss bleiben möchte, und mich ebenfalls kurz untersucht. »Dann merkst du nichts davon, und es dauert auch nur ein paar Minuten. Hinterher wirst du vielleicht noch ein bisschen benommen sein, aber zum Glück hast du dir ja Unterstützung mitgebracht. Alleine nach Hause zu gehen wäre auch ein bisschen viel verlangt.« Er lächelt erst mich, dann Vincent und Mara an. Meine Mutter wollte sich eigentlich freinehmen und selbst mitkommen, aber dann rief Vincent gestern spätabends noch mal an und sagte, seine Schwester würde uns mit Olafs Auto hinfahren, sie hätte heute Vormittag ohnehin keine Vorlesungen an der Uni. Mama hat aber fest versprochen, mittags wieder zu Hause zu sein.

»Ich gebe dir jetzt ein leichtes Beruhigungsmittel, und das hier führst du bitte gleich auf der Toilette in die Vagina ein«, fährt Doktor von Roth fort und drückt mir ein verpacktes Zäpfchen in die Hand. »Davon wird der Muttermund weicher und dehnbarer, was für den Verlauf der OP wichtig ist. Ein wenig musst du noch warten, die Schwester holt dich dann, wenn es so weit ist. Hast du noch Fragen an mich? Oder einer von Ihnen beiden vielleicht?«

Mara und ich schütteln den Kopf, sie drückt meine Hand ganz fest, ihre fühlt sich so schön warm an. Vincent lässt nur zögernd seinen Arm von meiner Schulter gleiten, als ich zur Toilette gehen will. Ich spüre, wie gern er jetzt ganz woanders wäre, zum Fahrradfahren mit Marcel, zum Sprayen am Minigolfplatz oder sogar in der von ihm so gehassten Schule. Hoffentlich wünscht er sich nicht an die Seite eines anderen Mädchens, zurück zu Nina. So hat er sich die Liebe nicht vorgestellt, beim Arzt, zwischen all diesen medizinischen Gerüchen, vor der Tür zu einem grün gekachelten Operationssaal. Aber ich auch nicht.

Das Beruhigungsmittel wirkt schnell, angenehm müde sinke ich in meinen Stuhl im Wartezimmer zurück. In meinem Unterleib beginnt es etwas zu ziehen, so, als bekäme ich meine Regel, das kommt sicher von dem Zäpfchen. Trotzdem fallen mir beinahe die Augen zu, während das Warten kein Ende zu nehmen scheint, ich träume mich weit weg, an einen sonnenbeschienenen Strand auf einer Insel, mit Vincent vielleicht, mit Dajana oder Bianca, stelle mir vor, wie ein sanfter, warmer Wind zärtlich nach meinen Haaren greift, während ich meine nackten Zehen vom warmen Wasser umspülen lasse, mich bücke, um nach einer Muschel zu greifen, und hineinschaue, ob vielleicht eine Perle drin ist.

Das Geräusch einer Schiebetür holt mich in die Wirklichkeit zurück.

»Carolin Sibetzki, bitte«, ruft eine junge Krankenschwester im grünen Kittel, um ihren Hals hängt ein Mundschutz aus weichem Zellstoff. Ich bin froh, dass sie nicht ihr warmherziges Lächeln dahinter verbirgt. Vincent gibt mir einen trockenen Kuss, seine Lippen fühlen sich aufgesprungen an, unter seinen Augen haben sich bläuliche Schatten gebildet. Auch ich habe wieder mal schlecht geschlafen in der letzten Nacht. Mara streichelt mir über den Rücken, während ich aufstehe. In den OP dürfen sie und Vincent nicht mit hinein.

In der Mitte des Raumes steht genau so ein Frauenarztstuhl wie bei Frau Doktor Kubisch, nur mit mehr Apparaten drum herum, ich kann mir schon denken, dass das wegen der Narkose ist. Nachdem ich ein Nachthemd angezogen habe, das am Rücken offen ist, bittet mich der Arzt, auf den Stuhl zu steigen; jetzt zittere ich doch wieder etwas und meine Müdigkeit scheint verflogen. Als ich in der richtigen Position liege, deckt die Krankenschwester ein großes rechteckiges Tuch aus grünem Stoff über meinen Bauch, während eine andere Frau, die ich bisher noch nicht gesehen habe, an meine Seite tritt und mir ihre Hand reicht.

»Ich bin die Narkoseärztin«, sagt sie und nennt mir ihren Namen. »Du wirst gleich schön tief schlafen, und ich achte darauf, dass du während der OP richtig atmest und zum richtigen Zeitpunkt wieder wach wirst. Hast du irgendwelche Allergien?«

»Nein.«

»Prima. Dann lege ich dir jetzt die Nadel und spritze das Narkosemittel.« Sie nimmt mein Handgelenk, streckt meinen Arm und desinfiziert die Beuge mit einer kühlen Flüssigkeit. Schließlich sucht sie nach einer Ader und schiebt eine Nadel hinein, die am oberen Ende ein offenes Verbindungsröhrchen aus Plastik hat. Es tut kaum weh.

»Gleich schmeckt es in deinem Mund ganz stark nach Knoblauch«, verkündet sie und setzt eine Spritze an das Röhrchen, »ganz kurz nur. Und dann darfst du schlummern. So, Carolin – gute Nacht.«

Auf Wiedersehen, Schmetterling, denke ich. Dabei kann ich kaum noch denken, die Lampe über mir ist so hell, es ist alles so unwirklich, so traurig.

Dann fällt ein schwarzer Vorhang vor meine Augen.

Als ich aufwache, weiß ich zuerst nicht, wo ich bin, ich habe Durst, meine Augenlider sind schwer und fallen immer wieder zu, ich liege unter einer dünnen weißen Bettdecke und spüre, dass Vincent meine Hand streichelt, seine fühlt sich etwas verschwitzt an, wie an dem Abend, als wir uns kennen gelernt haben.

»Da bist du ja wieder«, sagt er leise, neben uns stehen noch andere Liegen, doch ich schaffe es nicht, mich herumzudrehen und zu schauen, ob sie belegt sind. »War's schlimm?«

Ganz langsam schüttele ich den Kopf, natürlich ist mir alles wieder eingefallen, sobald ich Vincent an meiner Seite gespürt habe. Ich habe ihn lieb, so lieb, aber ich will jetzt nicht reden. Es ist vorbei, fährt es durch meinen Kopf, ich bin nicht mehr schwanger. Ich mache die Augen wieder zu und schlafe weiter.

Irgendetwas muss ich geträumt haben, Blumen und Farben habe ich gesehen wie auf einer Frühlingswiese, bis ich spüre, wie jemand sachte an meinem Arm rüttelt. Ich öffne die Augen und blicke in die freundlichen Augen der OP-Schwester.

»Alles okay, Carolin?«, fragt sie mit munterer Stimme. »Keine Schmerzen, keine Übelkeit, nichts?«

»Alles okay«, antworte ich matt und versuche, nicht an das Baby zu denken; ob es was gemerkt hat, wo es jetzt ist. Ich versuche es.

»Dann kannst du jetzt aufstehen«, meint sie. »Es ist alles prima verlaufen, keine Komplikationen, nichts. Du kannst über den Einmalslip mit der Binde deine normalen Sachen wieder anziehen, danach möchte der Doktor dich noch einmal kurz sprechen. Ich meine – euch«, verbessert sie sich und nickt Vincent zu, der immer noch neben meiner Liege steht. »Der junge Mann geht bitte mit ins Sprechzimmer.«

Als Vincent sie erschrocken ansieht, lacht sie. »Keine Angst, dich erwartet weder eine Gardinenpredigt, noch wird dir der Kopf abgerissen. Aber es geht ja um euch beide, deshalb seid ihr ja auch beide hier. Er möchte euch nur ein paar Dinge sagen, die in der nächsten Zeit wichtig sind.« Sie hilft mir auf und wartet noch kurz ab, ob mir schwindlig wird, misst meinen Blutdruck. Dann geht sie zurück in den Operationssaal.

Doktor von Roth blickt von seinem Computer auf, als Vincent und ich in sein Zimmer treten. Mit einer einladenden Handbewegung bietet er uns die beiden Stühle vor seinem Schreibtisch an. Auch er betont noch einmal, dass alles glatt gegangen sei und keine Schwierigkeiten für eine Schwangerschaft zu einem späteren Zeitpunkt zu erwarten seien. Ich soll mich noch ein paar Tage lang schonen, Binden statt Tampons verwenden und zwei Wochen lang nicht baden. Auch Verkehr sei in dieser Zeit tabu.

»Du kannst aber ab sofort wieder einen Eisprung haben«, warnt er uns. »Deshalb solltet ihr beide von nun an absolut zuverlässig verhüten, damit wir so etwas wie heute nicht noch einmal tun müssen«, sagt er eindringlich und schiebt mir eine kleine weiße Schachtel zu. »Für dich ist diese niedrig dosierte Antibabypille am besten geeignet. Wenn bei dir alles abgeheilt ist, wirst du irgendwann wieder deine Regelblutung bekommen, genau an dem Tag nimmst du bitte die erste Pille ein und danach 21 Tage lang jeden Tag eine, am besten immer zur selben Zeit, so gewöhnst du dich am schnellsten daran und die Gefahr, sie zu vergessen, ist geringer. Das Beste wird sein, ihr verwendet zusätzlich weiterhin Kondome.« Beim letzten Satz richtet er seine Augen auf Vincent. »Denn auch die Pille bietet, wenn sie einmal vergessen wurde, keinen hundertprozentigen Schutz mehr, ebenso bei Krankheit, zum Beispiel Durchfall oder Erbrechen. Dann können die Substanzen nicht mehr richtig wirken. Alles klar?« Er steht auf und reicht erst mir, dann Vincent die Hand.

»Macht euch jetzt nicht mit Vorwürfen verrückt«, sagt er, anscheinend sehen wir ziemlich unglücklich aus. »Damit helft ihr niemandem mehr. Aber haltet euch an das, was ich gesagt habe.«

Im Wartezimmer legt Mara eine Zeitschrift weg, als sie uns kommen sieht, und geht zur Garderobe, um unsere Jacken zu holen. Auf dem Weg nach draußen müssen wir noch einmal an der Anmeldung vorbei. Eine Frau steht im OP-Hemd davor und wippt ungeduldig auf den Zehen, bis die Schwester kommt. Irgendwie sieht sie komisch aus zwischen all den angezogenen Leuten. Sie scheint aufgeregter zu sein, als ich es vorhin war.

»Ich hab's mir anders überlegt«, verkündet sie. Erst jetzt fällt mir auf, wie klar und selbstsicher sie der Krankenschwester ins Gesicht blickt. »Ich lasse nicht abtreiben, ich bekomme mein Baby doch. Kann ich bitte meine Sachen haben?«

»Komm«, sagt Mara und legt den Arm um meine Schultern, um mich nach draußen zu schieben. »Ich bringe dich nach Hause, Carolin.«

Ich sage es Vincent nicht, dass ich am liebsten allein sein möchte. Mara hat uns vor meiner Haustür abgesetzt, auch sie ist ganz selbstverständlich davon ausgegangen, dass er mich nach oben begleitet und noch bei mir bleibt. Aber jetzt, wo ich wieder ganz wach und auf den Beinen bin, spüre ich doch den Schmerz in meinem Unterleib, ein Ziehen wie bei der Regelblutung, aber stärker als kurz vor der OP. Dieser Schmerz lässt mich die ganze Zeit daran denken, dass an derselben Stelle vor wenigen Stunden noch etwas war, jemand, der zu mir gehörte und nun fort ist, weil ich ihn nicht halten konnte, weil niemand von allen Menschen, die mir nahe stehen, ihn halten wollte. Dort, wo mein kleiner Schmetterling gewohnt hat, in meinem Bauch und in meinem Herzen, ist nun eine wunde Stelle, die erst heilen muss. Ich hoffe, sie heilt überhaupt.

»Komm, leg dich hin.« Vincent spricht mit so sanfter Stimme, als fürchte er, noch mehr in mir zu zerreißen, wenn er zu laut redet, zu lebhaft. Er schlägt meine Bettdecke zurück, damit ich bequem darunter schlüpfen kann, schüttelt mein Kissen auf, setzt meine drei Lieblingskuscheltiere an den Rand. Ich bin froh, dass ich endlich liege. Eine Weile sitzt Vincent auf der Bettkante und hält meine Hand, noch immer sieht er blass aus, vorhin im Aufwachraum hat er fast die ganze Zeit gestanden. Auch jetzt steht er nach wenigen Minuten wieder auf.

»Ich hole uns was zu trinken«, sagt er und verschwindet in der Küche, kommt kurz darauf mit einer Flasche Orangensaft zurück, schenkt ein und reicht mir ein Glas. Kühl und erfrischend rinnt mir der Saft die Kehle hinunter, danach fühle ich mich ein wenig besser.

»Soll ich ein bisschen Musik anmachen?«, fragt Vincent, nachdem auch er ein paar Schlucke getrunken hat. »Ganz leise nur«, fügt er hinzu und durchforstet bereits meine CDs. Ich schließe die Augen, wie aus weiter Ferne dringt die leidenschaftliche Stimme von Espen Lind an meine Ohren, *When Suzannah cries,* diese Scheibe habe ich mir erst vor kurzem gekauft, ich muss lächeln und spüre gleichzeitig, dass zwei Tränen sich ihren Weg unter meinen geschlossenen Lidern nach draußen suchen, zwischen meinen Wimpern hindurch, nie war dieser Song passender als jetzt, und obwohl alles in mir schmerzt, bin ich Vincent dankbar, weil ich spüre, dass er mich versteht, dass auch er nicht nur froh ist über das, was heute war, und dass er fühlt, was in mir vorgeht, auch wenn wir nicht darüber sprechen. Auf meinem Schreibtisch steht ein Teelichthalter aus buntem Glas; Vincent zündet ihn an.

»Komm her«, flüstere ich, so richtig schlimm heulen muss ich gar nicht, ich strecke meine Hand nach ihm aus, und Vincent legt sich neben mich, aber so ist es zu eng, fast müssen wir ein bisschen lachen, als wir versuchen, uns auf 90 Zentimetern Matratzenbreite irgendwie zu sortieren. Schließlich setzt er sich halb aufrecht hin, lehnt sich am Kopfende an die Wand und spreizt die Beine, so dass ich dazwischenkriechen kann. Nun liege ich an ihn gelehnt in seinem Schoß, er hält mich in seinen Armen und immer noch läuft unser Lied; als ich meinen Kopf wende und zu ihm hochschaue, entdecke ich, dass auch zwischen seinen Wimpern eine Träne glitzert. Zum Glück habe ich ihn nicht weggeschickt. Wir sitzen so, bis es dunkel wird und nur die Kerze das Zimmer in schmeichelnde Farben taucht. Als die Musik aus ist, geht im Flur das Licht an.

»Ihr zwei Lieben«, keucht Mama, die mit raschen Schritten hereintritt und mit der frischen Winterluft, die noch um sie weht, unseren vertraulichen Mief durcheinander bringt. »Entschuldigt, dass es jetzt doch wieder so spät geworden ist, ausgerechnet heute!« Sie zieht ihren Mantel aus und legt ihn auf die Bettdecke, dann beugt sie sich über mich und legt ihre kalte Hand an meine Wange. »Wie geht es dir, Liebes, hast du alles gut überstanden?«

»Geht schon«, antworte ich kurz. »Es musste ja sein.«

Mama legt ihre Stirn in Falten und streichelt mich. »Ich weiß, dass das nicht einfach für dich ist«, sagt sie. »Aber glaub mir, das andere wäre noch schwieriger geworden. Es ist schon das Beste so.« Sie richtet sich wieder auf. »Jetzt hole ich Janni ab, hätte es auch auf dem Weg tun können, aber ich wollte erst nach dir sehen. Und dann mache ich uns erst mal was zu essen, hm?«

Ich zucke mit den Schultern. »Von mir aus. Viel Hunger habe ich nicht.«

»Na, hör mal, du bist doch heute früh nüchtern da hin, und jetzt ist es schon nach vier! Irgendwann musst du doch mal was essen!«

»Irgendwann, ja. Ich habe Orangensaft getrunken.«

»Du bist ein bisschen mitgenommen, das ist mir doch auch klar«, räumt sie ein und zieht ihren Mantel wieder an. »Ich mache Spaghetti, die wirst du schon mögen.«

Als sie weg ist, rutscht Vincent unruhig hin und her. »Ich glaube, ich geh dann mal«, murmelt er und schiebt sich an mir vorbei zum Sitzen hoch. »Ist irgendwie blöd jetzt, vor allem wenn nachher dein Vater noch kommt. Das war ja alles wegen mir.«

»Quatsch. Das war wegen uns«, erwidere ich und rappele mich ebenfalls hoch, ein bisschen vorsichtig noch, falls es wehtut. »Ich habe ja mitgemacht, damals, wir hätten verhüten sollen.«

»Das machen wir jetzt auch immer. Doppelt und dreifach.«

»Du machst also nicht mit mir Schluss?«

Er küsst mich behutsam auf die Stirn. »Du auch nicht mit mir, hoffe ich.«

An der Wohnungstür horche ich noch seinen Schritten nach, wie sie sich die Treppe hinunter rasch entfernen, unten stößt jemand die Tür auf, Stimmen dringen, verschwommen durch den Hall im Treppenhaus, zu mir herauf. Hoffentlich trifft er nicht gerade Papa dort unten. Eilig husche ich zurück in mein Zimmer und bleibe im Bett, bis Mama mich zum Essen ruft.

Während der Mahlzeit sprechen wir nicht viel. Das, was in der Luft liegt, überspielen wir, indem wir mit verkrampften

Wangen über Jannis drollige Sprüche lachen, uns höflich den Parmesankäse oder das Basilikum über den Tisch reichen, hinterher gemeinsam abräumen. Danach verschwinde ich im Bad, um mich zu waschen und umzuziehen, Mama bringt Janni ins Bett, und Papa tigert weiter durch unsere Wohnung, ziellos, räumt hier und da etwas weg, schaltet den Fernseher ein und wieder aus, atmet hörbar, räuspert sich. Ich weiß genau, dass er mit mir sprechen will und nicht weiß, wie er anfangen soll. Aber ich fange auch nicht an. Ziemlich früh am Abend schlafe ich ein.

Nach zwei Tagen gehe ich wieder zur Schule, nur vom Sportunterricht bin ich diese und nächste Woche noch befreit. Gleich früh morgens, noch vor dem Unterricht, zieht mich Bianca in eine ruhige Ecke und will alles ganz genau wissen; wie die OP war, ob es wehgetan hat, wie Vincent drauf ist und was meine Eltern gesagt haben, ob ich jetzt traurig oder erleichtert bin.
»Beides«, antworte ich, nachdem ich ihr alles erzählt habe. »Irgendwie befreit schon, klar. Aber ein Teil von mir hatte sich auf das Baby gefreut. Babys sind doch total süß.«
Bianca schüttelt sich, ihre duftigen, frisch gewaschenen Haare fliegen ihr um die Schultern. »Süß schon«, gibt sie zu. »Trotzdem – ich hätte keine Lust, jetzt Windeln zu wechseln und Sabber wegzuwischen statt abends auszugehen. Wenn mir das passiert wäre, hätte ich gar nicht lange überlegt.«
»Hoffentlich passiert es dir nicht«, entgegne ich. Und das hoffe ich wirklich, nicht nur für sie.
Es klingelt zur Stunde; auf dem Weg in unseren Klassenraum frage ich noch schnell nach Marcel.
»Aus und vorbei.« Bianca winkt ab und poliert die Fingernägel mit ihrem Ärmel. »Der Typ ist mir zu kindisch und zu unzuver-

lässig, glotzt dauernd nach anderen Mädchen. Die eine damals war natürlich keine Verwandte, übrigens. Sogar wenn ich neben ihm saß, flirtete er in der Gegend rum. Also habe ich ihn in die Wüste geschickt.«

»Das tut mir Leid«, sage ich und lege ganz kurz den Arm um sie.

»Ach was. Übrigens habe ich gestern auf der Eisbahn jemanden kennen gelernt, *der* hatte Augen, sage ich dir, bernsteinbraun, ich bin fast dahingeschmolzen! Er heißt Adrian und ist schon zwanzig. Findest du das zu alt?«

Der Schultag rauscht an mir vorbei wie ein langweiliger, komplizierter Film, den ich zu spät eingeschaltet habe und dessen Handlung ich nicht mehr so recht folgen kann. In keinem Fach bekomme ich richtig mit, was die Lehrer überhaupt von uns wollen, melde mich nur zum Vorlesen und bin froh, wenn wir etwas von der Tafel abschreiben sollen, noch mehr im Kunstunterricht beim Malen. Wie durch ein verkehrt herum gehaltenes Fernglas, hinter dem einem alles, was man sieht, ganz weit weg erscheint, betrachte ich immer wieder meine Mitschüler, die Lehrer, für die der gestrige Tag kaum ein anderer war als heute, deren vergangene Woche sich mit dieser Woche vermischt, denen der eigene Geburtstag oder die letzten Ferien als bedeutende Ereignisse in Erinnerung geblieben sind, die sich vielleicht auf das bevorstehende Weihnachtsfest freuen. Es scheint, als wäre noch nie für einen von ihnen die Welt stehen geblieben, wäre keinem jemals irgendetwas widerfahren, was ihn oder sie zu einem anderen Menschen gemacht hätte, das trennt mich im Moment von ihnen, sogar von Bianca. Ich war schwanger, ich hätte Mutter werden können, ich musste mir Gedanken darüber machen, wie es wäre, ein eigenes Kind großzuziehen – jetzt, nicht erst in zehn oder zwanzig Jahren, wie wir Mädchen aus der Klasse hier es uns in lockeren Pausengesprächen oft ausgemalt hatten. Bei mir war es ein Baby, das es schon gab, das schon angefangen hatte zu werden. Und jetzt ist es weg. Mit ihm wäre alles anders geworden, aber auch jetzt ist für mich nichts mehr so, wie es war. Es ist, als hätte ich heimlich durch eine Tür geschaut, zu der ich erst in ein paar Jahren den Schlüssel bekommen soll.

Nach der vierten Stunde darf ich gehen, der letzte Block ist Sport. Die Schmerzen in meinem Unterleib haben im Vergleich zu vorgestern nachgelassen, und ich bin auch nicht mehr so müde. Als ich auf die Straße trete und die frostige Dezemberluft einatme, will ich noch nicht gleich nach Hause, sondern streife noch ein wenig durch die Schlossstraße in Steglitz, einfach so, allein mit mir und meinen Gedanken, die nicht aufhören zu kreisen, in der Schule nicht, zu Hause nicht und kaum im Schlaf. Vielleicht finde ich auf den belebten Straßen und in den Geschäften etwas Ablenkung, ein bisschen Geld habe ich auch noch. Manchen Mädchen hilft es ja zumindest für kurze Zeit, wenn sie sich etwas kaufen, ein cooles Kleidungsstück, Kosmetik, ein Buch oder eine CD.

Ich wundere mich selbst, als ich in einem Sportgeschäft lande. Seit ich wusste, dass ich schwanger bin, habe ich nicht mehr Fußball gespielt und auch kaum noch daran gedacht. Dennoch ertappe ich mich dabei, wie ich Hallenschuhe in die Hand nehme und wieder wegstelle, ich habe gar nicht daran gedacht, mir neue Trainingssachen zu Weihnachten zu wünschen. Fußballtrikots als Umstandskleidung gibt es nun mal nicht. Ich habe mir gar nichts gewünscht, als Mama mich fragte.

Für Schuhe habe ich sowieso nicht genug Geld dabei, aber in einem Wühlkorb suche ich mir ein Paar Schweißbänder aus Frottee aus, dazu ein passendes Stirnband, beides in Rot. Falls ich doch wieder spielen sollte, werde ich diese Sachen dabei tragen, als Erinnerung an diese Zeit und an mein Baby, nur für es und mich, ich werde niemandem davon erzählen, nicht einmal Vincent, Bianca oder Dajana.

Der Laden ist ziemlich voll, an der Kasse sind mindestens sechs Leute vor mir, das Weihnachtsgeschäft scheint zu boomen, die Luft hier drinnen ist stickig.

Ganz vorne in der Reihe steht jetzt ziemlich verdeckt irgendein Mann, der den ganzen Betrieb aufhält, weil er den Verkäufer etwas fragt und der aus der Schublade ein Formular zieht, das er nun umständlich ausfüllt. Ein zweiter Verkäufer ist nicht in Sicht, bestimmt muss hier mal wieder am Personal gespart werden.

Endlich sind die beiden mit ihren wichtigen Geschäften fertig und es geht weiter, die Schlange wird um einen Schritt kürzer, ich kann kaum noch stehen, vielleicht war es doch keine gute Idee, jetzt shoppen zu gehen. Zu Hause werde ich mich gleich wieder hinlegen. Damit es bei mir an der Kasse schneller geht, zücke ich schon mal mein Portmonee und zähle den Betrag für das Stirnband und die Schweißbänder ab. In diesem Moment tippt mir jemand von hinten auf die Schulter. Beinahe hätte ich die Münzen fallen lassen, die ich in der Hand halte.

»Papa«, stoße ich hervor und weiß sofort, dass er es war, der da vorne alles ins Stocken gebracht hat. Vorhin konnte ich ihn nur nicht richtig erkennen, weil so viele Leute vor ihm standen. »Was machst du denn hier? Bist du nicht bei der Arbeit?«

»Es ist gerade Mittagspause.« Er sieht ein bisschen verlegen aus. »Da bin ich schnell hergekommen, der Vereinsvorstand hat mich gebeten, neue Trikots für die D-Jugend zu bestellen. Aber mit dir habe ich hier noch viel weniger gerechnet.« Er deutet auf die Sachen in meiner Hand. »Willst du jetzt neuerdings Tennis spielen?«

»Unsinn. Das ist einfach so, für mich, ich dachte, vielleicht steht es mir. Die sind heruntergesetzt.«

»Steht dir bestimmt«, pflichtet Papa mir bei. »Hast du schon gesehen, sie haben neue Lederbälle hereinbekommen! Super Qualität, sage ich dir. Komm mit, ich zeig sie dir!«

Die Fußbälle sind wirklich toll, ganz erstklassiges Leder, handgenäht und in einem tollen neuen Design meiner Lieblingsmarke bemalt, sie liegen so gut in der Hand, dass man am liebsten sofort damit auf den Rasen oder in die Halle stürmen möchte und loskicken. Als Papa merkt, wie gut mir der Ball gefällt, führt er mich noch weiter im Laden herum, zeigt mir Fußballschuhe, Torwarthandschuhe, Trainingsjacken und Stutzen, mit jedem Artikel wird er leutseliger, seine Augen strahlender und seine Bewegungen dynamischer. Es ist fast wie früher; als ich kleiner war, sind wir oft zusammen hier einkaufen gegangen, und meistens durfte ich mir etwas aussuchen.

»Hast du irgendeinen speziellen Weihnachtswunsch?«, fragt er mich schließlich und sieht auf seine Uhr. »Ich muss gleich zurück ins Büro, die Pause ist um.«

Ich überlege einen Augenblick. Die Weihnachtswünsche, die er meint, machen höchstens ihn glücklich. Aber das ist ja auch was wert. Für mich ist das Fest der Familie dieses Jahr sowieso gelaufen. Also sehe ich meinem Vater in die Augen, so fest ich kann, meine Hände in den Jackentaschen versteckt, er muss ja nicht sehen, dass ich die Hornhaut an meinen Fingern in Fetzen reiße, weil ich sonst nicht weiß, wohin mit meinen durcheinander wirbelnden Gefühlen für ihn. Nicht nur er ist enttäuscht, ich bin es auch. Er braucht hier gar keinen auf heile Welt zu machen, so als wäre jetzt wieder alles in Butter.

»So ein Lederball wäre toll, wenn er nicht zu teuer ist«, sage ich und bemühe mich zu lächeln. »Meiner ist schon ziemlich hinüber. Vor einiger Zeit habe ich ihn mal ziemlich malträtiert.«

»Gerne, du sollst ihn haben!« Mein Vater nickt übereifrig und greift gleich in das große runde Netz, in dem die Bälle liegen. Schon will er damit zur Kasse gehen, die jetzt inzwischen fast leer ist, doch nach zwei Schritten bleibt er abrupt stehen, dreht sich zu mir herum und legt vorsichtig, als könnte er mich verletzen, seine Hände auf meine Schultern. Zum ersten Mal, seit ich schwanger war, blickt auch er mir offen ins Gesicht.

»Dann wirst du also wieder mitspielen, Carolin?«, fragt er. »Wenn du wieder ganz gesund bist, meine ich?«

»Ich war nicht krank«, antworte ich und halte seinem Blick stand. »Und mitgespielt habe ich die ganze Zeit.«

Zwei Wochen später
Endspiel Hallenmasters

Carolin

Das Telefon klingelt, und da ich allein zu Hause bin, muss ich wohl rangehen. Im Wohnzimmer herrscht Chaos, dabei ist Mama sonst die Ordnung in Person und Papa sowieso. Auf dem Couchtisch stehen zwei halb leere Tassen, ein angeknabberter Keks weicht unter einem benutzten Früchteteebeutel auf, daneben liegen ein paar Abzüge von Mamas Sushi-Fotos, auf dem Sofa steht ein Korb voll Bügelwäsche. Unter der aufgeschlagenen Fernsehzeitung klingelt das Telefon erbarmungslos weiter, ich schnappe es mir und eile, noch während ich mich melde, in mein Zimmer zurück. Es ist Dajana, wie ich mir beinahe schon dachte. Wir haben oft telefoniert in den letzten Tagen, zweimal hat sie mich besucht und einmal ich sie. Trotzdem freue ich mich so sehr, ihre Stimme zu hören, als wäre es vier Wochen her.

»Ich bin vielleicht eine Henne«, japst sie, sie klingt als riefe sie direkt vom Fußballplatz aus an. »Die ganze Zeit will ich dir schon sagen, dass heute Nachmittag unser Endspiel ist! Aber wahrscheinlich weißt du das sowieso schon von Matthias. Kommst du hin?«

»Möchte ich schon gerne«, antworte ich. »Aber dann habe ich meinen Vater gleich wieder am Hals, er wird nicht aufhören mich zu fragen, wann ich wieder trainieren will. Ganz so weit bin ich noch nicht.«

»Du musst ja nicht mit ihm fahren«, wendet Dajana ein. »Komm einfach vorher zu mir, dann gehen wir zusammen zur Sporthalle. Du sollst doch mein Glücksbringer sein!«

Drei Stunden später stehe ich am Spielfeldrand hinter der Bande. Papa hat mich noch gar nicht entdeckt. Er selbst hat mich nicht gefragt, ob ich zuschauen möchte, doch als er ging, versprach er, mir nachher alles genau zu erzählen. Gleich nachdem er das Haus verlassen hatte, bin ich zu Dajana geeilt, von dort aus war es nicht mehr weit bis zur Halle. Unsere Mannschaft spielt gegen die Elf vom BSC Marzahn, und gerade eben hat der Schiedsrichter angepfiffen. Leicht wird das Spiel nicht.

In der ersten Viertelstunde sind die Gegnerinnen eindeutig im Vorteil. Unsere Taktik, gleich zu Beginn nach vorne Druck zu machen und möglichst schnell das Führungstor zu erzielen, haben sie für sich entdeckt, was uns wiederum überrascht hat. Hinzu kommt, dass nicht nur Dajana, die meinen Platz eingenommen hat, sich erst auf ihrem neuen Posten zurechtfinden muss – auch die anderen Spielerinnen wurden teilweise umgestellt und verhalten sich sehr vorsichtig. So wundert es mich absolut nicht, als wir nach 14 Spielminuten mit 0:1 im Rückstand sind, nach einem Freistoß, der in einem eleganten Bogen über unsere Abwehr hinweg und unhaltbar für unsere Torhüterin Ranja verwandelt wurde. Fast freue ich mich mit den Mädchen der gegnerischen Mannschaft, als sie sich jubelnd in den Armen liegen und ihre Führung feiern. Nur zu gut weiß ich, wie überwältigend dieses Gefühl ist, wie es ein Team anspornt weiterzukämpfen, zu siegen.

Auch in der zweiten Hälfte der ersten Halbzeit behalten die Gegnerinnen die Partie im Griff. Kurz vor der Halbzeit erzielt deren Mittelstürmerin das 2:0. Als ich meinen Vater wild mit den Armen gestikulieren sehe und aus der Ferne höre, wie er mit wütender Verzweiflung unsere Mädchen zu mehr Leistung anzufeuern versucht, bin ich froh, nicht einmal auf der Ersatzbank sitzen zu müssen. Im Vergleich zu ihm ist Rudi Völler die Heiterkeit in Person.

»Ohne dich läuft es überhaupt nicht«, jammert Dajana in der Pause. »Ich glaube, für ein Maskottchen bist du einfach überqualifiziert!«

Soeben bin ich mit in die Kabine gegangen, um den anderen Mut zuzusprechen. Mein Vater steht mit dem Rücken zu mir und hält Friederike und Marie einen Vortrag, also bin ich es diesmal, die ihn von hinten antippt. Mit einem knurrenden Laut dreht er sich um.

»Carolin!«, ruft er aus, ein Leuchten überzieht sein Gesicht, als wenn man eine Jalousie aufzieht, um die Morgensonne hereinzulassen. »Das ist unglaublich, wie kommst du denn hierher?«

Er legt seinen Arm um mich und dreht mich so, dass alle mich jetzt sehen können. »Meine Tochter ist da! Also zeigt, was ihr könnt, Mädels, damit sie Lust bekommt, möglichst bald wieder mitzumischen!«

Meine Mannschaftskameradinnen umringen mich, an ihren Worten und Gesten erkenne ich, dass sie sich ehrlich freuen, mich zu sehen, doch solange Papa dabei ist, behalten ihre Blicke eine Spur von Scheu, bleiben ihre Fragen an mich an der Oberfläche. Obwohl der Spielstand so schlecht für uns ist, sind alle froh, als die Pause um ist und sie wieder auf den Platz gehen können. Dajana und ich jedoch grüßen uns mit erhobenem Daumen, ehe die zweite Halbzeit angepfiffen wird.

Der Seitenwechsel scheint uns gut zu tun; schon sieben Minuten später gelingt Eva das 1:2 aus Nahdistanz zum Tor. Erst jetzt finden unsere Mädchen zu ihrer gewohnt souveränen Spielweise zurück und drängen die gegnerische Mannschaft immer mehr in die Defensive, was zur Folge hat, dass es in deren Strafraum schnell brenzlig wird. Nur durch ein Foul wird unser Ausgleichstreffer durch Dajana verhindert, doch den verdienten Neunmeter verwandelt sie prompt!

Bis zum Abpfiff geht keine der beiden Mannschaften mehr in Führung. Erst das Neunmeterschießen bringt die Entscheidung. Nora, unsere erste Schützin, vergibt, die Gegnerin trifft. Von uns verwandeln daraufhin Dajana, Friederike, Eva, Sonja und Anne ihre Schüsse, doch die Mädchen aus dem anderen Team zeigen die gleiche Leistung. Von unseren letzten vier Schüssen wehrt die gegnerische Torhüterin zwei ab; Ranja hingegen gelingt dies nicht.

Nach zehn Neunmetern für jedes Team ist die Partie entschieden! Wir haben verloren, die anderen sind Berliner Hallenmeisterinnen unserer Altersklasse, der B-Jugend. An Papas Blick sehe ich ganz genau, was er denkt: Wenn ich dabei gewesen wäre, wenn ich mich nicht verliebt hätte und nicht

schwanger geworden wäre, sondern weiter an meiner Fußballkarriere gebastelt hätte, wären wir als Sieger aus diesem Turnier hervorgegangen. Dajana sieht diesen Blick auch.
»Aber das ist Blödsinn«, versucht sie mich und die anderen zu trösten, sobald er außer Hörweite ist. »Es wäre doch schlimm, wenn unser Erfolg nur von einer einzigen Spielerin abhinge. Insgesamt haben wir guten Fußball gezeigt, und Vizemeister zu sein ist doch cool! Oder nicht?« Mit einem verschmitzten Grinsen zieht sie eine Flasche Sekt aus ihrer Sporttasche und lässt den Korken knallen, dass es nur so schäumt. »Feiern wir, Freundinnen! Prost, auf uns alle.«
Als Erstes reicht sie die Flasche an mich weiter, und während ich das köstlich sprudelnde Getränk die Kehle hinunterrinnen lasse, weiß ich plötzlich, was ich zu tun habe. Ganz sicher weiß ich es. Und ich werde es Papa gleich sagen, bevor ich vielleicht noch kneife.
»Ich will Fußball spielen, sobald ich körperlich wieder ganz fit bin«, sage ich zu Papa, als wir im Auto sitzen und nach Hause fahren.
»Dachte ich mir«, sagt er lächelnd und sieht mich kurz von der Seite an, ein wenig hat er den ersten Schrecken wohl bereits verdaut. »Als ich dich in der zweiten Halbzeit am Spielfeldrand beobachtet habe, sah ich gleich, dass der Funke übergesprungen ist.« Er klopft mir sachte auf den Oberschenkel. »Freut mich, dass es dir wieder besser geht.«
»Danke«, sage ich still. »Aber es ist nicht so, wie du denkst, Papa, und deshalb muss ich dir jetzt was sagen. Ich werde nicht mehr in unserer Mannschaft spielen. Ich will den Verein wechseln. Ich bin immer noch fußballverrückt, daran hat sich nichts geändert, genau wie du habe ich das heute gespürt und wusste es die ganze Zeit. Aber ich brauche einfach ein bisschen Abstand.«

Mein Vater biegt wortlos in unsere Straße ein und drosselt das Tempo, um möglichst nah an unserem Mietshaus einen Parkplatz zu finden. Aus den Augenwinkeln bemerke ich einen bitteren Zug um seinen Mund und Traurigkeit in seinen Augen, trotzdem nehme ich meine Worte nicht zurück. Es hat keinen Sinn mehr, die brave Tochter zu spielen. Ich will nicht dem Wunschbild einer »zweiten Birgit Prinz« nachjagen, die er in mir sieht. Genau wie der Erfolg unseres Teams nicht allein von mir abhängen kann, kann ich auch nicht ewig alles mitmachen, damit Papa zufrieden ist. Er kann alle möglichen Talente fördern, er muss ja nicht mit mir arbeiten. Mir ist das zu eng. Ich will meinen eigenen Weg gehen. Wenigstens beim Fußball.

Keiner von uns sagt etwas, als wir schließlich aus dem Auto steigen. Erst als Papa die Haustür aufschließt, räuspert er sich.

»Schade«, sagt er, und seine Stimme klingt etwas rau. »Aber es ist deine Entscheidung, Carolin. Mach, was du für richtig hältst.«

»Bist du jetzt sauer?«

Er schüttelt den Kopf und streichelt vorsichtig meine Wange. »Wie könnte ich sauer auf dich sein«, sagt er mit traurigem Lächeln. »Du hast viel durchgemacht in den letzten Wochen. An deiner Stelle würde ich wohl das Gleiche tun.«

Vincent

Weihnachten und Silvester sind vorbei, und auch die Schule hat längst wieder angefangen. Gleich in den ersten beiden Wochen werden wichtige Klassenarbeiten geschrieben, für die Vincent lernen muss. Auch jetzt sitzt er in seinem Zimmer über dem Englischbuch und versucht, das Gerundium zu kapieren, dabei hat er schon Probleme, immer an das »s« in den Verben der 3. Person Singular zu denken. Bei Sophia aus seiner Klasse kann er nicht mehr abschreiben, das hat er sich endgültig verscherzt. Doch mit dem nächsten Zeugnis müsste er sich bewerben. Anfang der Woche hat die Autowerkstatt signalisiert, dass es mit dem Praktikum leider doch nicht klappt. Er solle bitte nicht böse sein, aber Vincent sei nun mal nicht der Einzige gewesen, der scharf darauf war, und nun hätten sie sich für jemand anderes entschieden.

Aber er will sowieso nicht unbedingt KFZ-Mechaniker werden, lieber etwas im Grafikbereich, hoffentlich braucht er dazu kein Englisch. Vincent greift nach einem schwarzen Permanent-Marker und beginnt vor sich hinzukritzeln; verzerrte Buchstaben, Manga-Gesichter, einen Strudel mit einem kleinen hellen Punkt in der Mitte. Er denkt an Carolin.

Es klopft an der Zimmertür; Tanja kommt herein und stellt ihm eine Salamipizza hin, mit extra vielen Champignons drauf, dazu ein großes Glas Cola.

»So sehr nach Lernen sieht mir das nicht aus, was du da machst«, stellt sie nach einem Blick über seine Schulter fest.

»Ist es auch nicht«, brummt Vincent und beißt in ein Achtelstück Pizza. »Der Mist will nicht in meinen Kopf rein.«

»Ich kann dir da leider auch nicht helfen«, meint seine Mutter, »bin ja schon froh, wenn ich abends in der Kasse unten kein Minus habe. Die Realschule ist lange her.«

»Wann kommt denn Mara? Die erklärt zehnmal besser als unser dämlicher Pauker.«

»Bestimmt nicht vor acht«, antwortet Tanja. »Hendriks Mutter hat heute Geburtstag, da ist sie zum Kaffee eingeladen. Wenn du willst, rufe ich sie an und sage, dass du ihre Hilfe brauchst. Vielleicht kann sie etwas eher kommen.«

»Nee, lass mal.« Vincent hat seine Pizza fast aufgegessen, nur den Rand lässt er wie immer übrig, dafür trinkt er die Cola in einem Zug leer. »Ich geh solange zu Carolin.«
»Wie geht's ihr denn jetzt?«, fragt Tanja und nimmt Vincents Geschirr auf. »Etwas besser?«
»Geht so.« Er klappt das Englischbuch zu. »Also bis später.«

Lange hat Vincent Carolins Rücken massiert, und sie hat danach an seinen Küssen gemerkt, dass er mehr will, endlich mal wieder. Seit über drei Wochen ist bei Carolin alles verheilt, ihre Frauenärztin hat es bestätigt, sie könne jetzt wieder alles machen, wonach ihr der Sinn steht. Wonach ihm der Sinn steht, weiß Vincent genau. Aber bis jetzt hat sie abgeblockt, und er weiß nicht, wie lange er das noch durchhält.
»Können wir nicht einfach nur kuscheln?«, fragt Carolin auch dieses Mal wieder, als er seine Hand an der Innenseite ihres Oberschenkels hinaufwandern lässt. »Ich bin noch nicht so weit, weißt du. Ich habe das alles noch gar nicht verarbeitet.«
»Du musst keine Angst haben, dass du wieder schwanger wirst«, murmelt er und knabbert an ihrem Ohrläppchen. »Ich hab was dabei, doppelt und dreifach und mit Himbeergeschmack.«
Aber Carolin lacht nicht. »Das ist es gar nicht so sehr.«
»Was dann? Hast du Angst, dass es wehtut?«
»Nein – vielleicht. Ich muss noch so oft an das Baby denken. Ich kann es nicht einfach vergessen und so tun, als wäre alles wie vorher.«
»Bist du mir böse, weil ich es nicht wollte?«
»Ich war enttäuscht«, gibt Carolin zu und hält seine Hand fest. »Am Anfang habe ich mir vorgestellt, wir beide mit unserem Baby wären stark genug gegen den Rest der Welt. Aber das war wohl Träumerei.«

»Ich weiß doch auch nicht, ob es richtig so war«, sagt Vincent und haucht einen Kuss auf Carolins Schläfe. »Manchmal male ich ganz abgedrehte Bilder von ihm, mit meinen Sprühfarben oder mit dem Filzer. Für mich ist das auch nicht so einfach, wie du glaubst.«
»Ich glaub gar nichts«, seufzt Carolin und drückt sich eng an seine Brust. »Ich brauche nur ein bisschen Zeit. Verstehst du mich?«
Vincent streift mit dem Zeigefinger ihre Brust, zieht seine Hand jedoch gleich wieder zurück. So kommt er bei ihr nicht weiter, aber dann kann er auch nicht mit ihr im Bett liegen bleiben.
»Gehen wir nach draußen«, schlägt er vor und richtet sich auf. »Ich müsste sowieso noch Rohlinge und Disketten kaufen, Marcel will mir ein neues Malprogramm auf CD brennen. Kommst du mit?«

Carolin (und Vincent)

Der Nachmittag ist kalt und klar, die tief stehende Sonne taucht die Straßen in ein goldenes Licht. Die Fußgängerzone im Märkischen Viertel, wo Vincent wohnt, ist von geschäftig umhereilenden Menschen übersät wie ein sommerlicher Waldboden von Ameisen, es ist fast so wie in der Vorweihnachtszeit, nur mit dem Unterschied, dass jetzt schon vanillegelbe Kurzmäntel und apfelgrüne Tops die Schaufenster zieren, um den bevorstehenden Frühling anzukündigen. In einem Süßwarenladen entdecke ich meine Lieblingssorte Weihnachtsschokolade im Sonderangebot und will schon eine Tafel kaufen, doch als ich an der Kasse bin, entschließe ich mich anders und lege sie wieder hin. Diese Zeit liegt hinter mir.
Vincent scheint in seinem Elektroladen eingeschlafen zu sein, also gehe ich draußen ein wenig auf und ab und sehe dem Treiben zu. Bauchladenhändler tragen silberne Ringe und

bunte Seidentücher aus Indien vor sich her, neben dem Würstchenstand hat sich ein Obsthändler aufgebaut, der Birnen und Erdbeeren aus Südafrika anpreist. Im Schaufenster des Spielzeugladens tragen kindliche Schaufensterpuppen schillernde Faschingskostüme, zwei kleine Jungen bleiben mit ihrer Mutter davor stehen und streiten sich darüber, wer von ihnen als Zorro gehen darf und wer als Spiderman.

Ich denke wieder an mein Kind.

Vincent kommt aus dem Laden und eilt auf mich zu.

»Hast du noch zwei Euro für mich?«, fragt er. »Ich will noch ein Ladegerät für mein Handy kaufen, das alte spinnt irgendwie, aber mein Geld reicht nicht ganz. Du kriegst es dann zu Hause wieder.«

»Musst du mir nicht geben.« Ich winke ab, ziehe mein Portmonee aus der Tasche und öffne es. Vorne im Münzfach sind nur noch 78 Cents, aber ein paar kleine Scheine müsste ich noch haben. Mit dem Fünfeuroschein, den ich Vincent gebe, wird noch ein anderes Stück Papier aus meinem Geldscheinfach nach oben gezogen, ganz langsam und unauffällig nur, aber mein Blick bleibt sofort an ihm haften, es ist, als wollte es mir sagen: Ich bin noch da, du schleppst mich immer noch mit dir herum, tu endlich was, damit du wieder nach vorne schauen kannst.

»Was ist?«, fragt Vincent, als ich sekundenlang so verharre, ohne mich zu rühren. »Hast du Geld verloren, wurde dir etwas geklaut?«

Ich schüttle mich kurz wie ein Hund, der aus dem Schlaf erwacht ist und aufsteht.

»Es war nichts weiter«, sage ich. »Ich habe nur zufällig das Ultraschallbild gesehen. Vielleicht sollte ich es mal rausnehmen.«

Vincent verschwindet wieder im Laden. Um nicht länger zu grübeln schaue ich mich wieder in meiner Umgebung um; ein paar Meter weiter, neben dem Springbrunnen, der erst im April wieder seine Fontänen sprühen wird, steht ein trübe dreinschauender Mann, der Gasluftballons verkauft, solche silbernen, die aussehen, als wären sie aus Alufolie, mit bunten Figuren darauf, die jedes Kind aus Comics und Fernsehen kennt. Ein kleines Mädchen schmeichelt ihrem Großvater gerade einen Biene-Maja-Ballon ab. Wie eine Flagge trägt sie ihn an der Schnur vor sich her, als sie weitergehen.
Um mir die Zeit zu vertreiben, versuche ich zu raten, wie viele der Luftballonfiguren mir bekannt sind, doch schon nach dem dritten Treffer erstarre ich erneut zur Salzsäule. Dann bin ich mit drei Schritten neben dem Verkäufer.
»Ist der für Janni?«, fragt Vincent, als er zurückkommt und mich mit einem bunten Luftballon in der Hand am Springbrunnen entdeckt. »Toller Schmetterling. Könnte ich glatt mal sprayen.«
»Du musst mitkommen«, sage ich und ziehe ihn weiter, weg von dem Treiben in der Fußgängerzone und zum Bus, fünf Stationen sind es bis zu meinem Ziel.

An der Jugendfarm Lübars steigen wir aus. Hier gibt es einen Hügel, einen zugewachsenen und begrünten Müllberg, auf dem ich früher manchmal mit Papa im Herbst zum Drachensteigen war und im Winter mit Mama zum Rodeln. Vincent versteht die Welt nicht mehr, als ich stumm mit meinem schillernd bunten Gasluftballon in der Hand vor ihm her bis ganz nach oben stapfe. Noch ganz außer Atem reiche ich ihm die Ballonschnur.
»Lass sie nicht los«, warne ich ihn. »Jetzt noch nicht.«

»Was hast du vor?«, fragt er und sieht mich so verdutzt an, als würde ich hier vor seinen Augen meinen Schuh aufessen und ihn danach noch um seinen bitten. Statt zu antworten, hole ich erneut mein Portmonee hervor, ziehe das Ultraschallfoto unseres Babys aus dem Geldscheinfach, betrachte es kurz und hauche einen Kuss darauf.

»Jetzt du«, sage ich und halte das Bild vor Vincents Mund.

Und er begreift. Nachdem auch er das Bild geküsst hat, fische ich meinen Schlüsselbund aus meiner Tasche, steche ein Loch in eine Stelle am Rand, wo es nicht stört, vorsichtig, damit das Papier nicht reißt. Vincent schiebt das Ende der Ballonschnur hindurch, ich knote sie an dem Bild fest.

»Hast du noch eine Kopie davon?«, fragt er, der kalte Januarwind bläst hier oben kräftiger und weht ihm seine blonden Haare vors Gesicht; seine Mädchennase, die ich so liebe, ist gerötet. Ich schüttle den Kopf und nehme ihm den Ballon wieder aus der Hand.

»Nicht? Dann siehst du es doch nie wieder!«

Aber er stellt sich doch ganz dicht neben mich, als ich mit dem Ballon nach vorne trete, an die Stelle, von der aus wir die ganze Gegend überblicken können und kein störender Baum in der Nähe ist. Inzwischen ist die Sonne fast untergegangen, der Himmel wölbt sich violett über den erleuchteten Hochhäusern wie ein riesiges Seidentuch. Ich bin froh, dass es noch nicht ganz dunkel ist, aber zum Glück ist es menschenleer.

»Jetzt!«, rufe ich, der Wind verschluckt meine Worte, aber Vincent hat mich verstanden. Jeder mit einer Hand halten wir noch einmal die Schnur fest, das Papierfoto flattert geräuschvoll, für den Bruchteil eines Wimpernschlags erkenne ich noch einmal das winzige weiße Pünktchen darauf. Dann lassen wir beide die Schnur los, zuerst Vincent, dann ich.

»Ich werde dich nie vergessen«, sage ich, als der Ballon losfliegt, der Schmetterlingsballon mit dem einzigen Bild von unserem Kind.

Wir berühren einander nicht, während wir so stehen und ihm nachschauen, wie er immer höher hinaufsteigt, bald kaum noch zu erkennen ist und schließlich eins wird mit dem nun fast nachtdunklen Himmel über unseren Köpfen.

Doch schließlich gehen wir Hand in Hand den Hügel schweigend wieder hinunter, immer näher kommen wir den hell erleuchteten Straßen und Häusern, bis das Leben unten uns wieder hat. Viel zu spät kommen wir an der Kreuzung an, wo wir uns immer verabschieden, wenn keiner von uns mehr mit zum anderen geht.

»Wann sehen wir uns wieder?«, fragt Vincent und zieht mich an sich.

Eigentlich will ich nicht gleich. Morgen habe ich zum ersten Mal Training in meinem neuen Verein, danach habe ich versprochen, Dajana anzurufen. Und übermorgen muss ich auf Janni aufpassen.

»Ich ruf dich an«, sage ich und küsse seine aufgesprungenen Lippen.

Ich weiß genau, dass er mir nachschaut, während ich weitergehe.

Alle wollen mitreden

Carolin ist eines von mehr als 14 000 jungen Mädchen, die in Deutschland jährlich schwanger werden. Dabei ist der Anteil derer, die sich für einen Schwangerschaftsabbruch entscheiden, in den letzten Jahren um fast 3 000 gestiegen. 1996 verzeichnete das Statistische Bundesamt noch 4724 Abtreibungen bei Minderjährigen, 2004 waren es bereits 7854. All das sind Zahlen, hinter denen sich die vielfältigsten Gefühle verbergen. Gefühle der Freude und des Stolzes, aber auch Gefühle von Angst, von Hilflosigkeit, von Entsetzen.

Die Nachricht, dass ein junges Mädchen schwanger ist, versetzt häufig nicht nur die Betroffene selbst, sondern auch das Umfeld in einen Zustand des Schocks. Vor allem viele Eltern können es nicht fassen, dass die eigene Tochter, der man gestern noch die Pizzareste aus dem Zimmer entfernt hat, morgen schon Mutter sein könne. Selbst Mitarbeiter/Innen bei Schwangerschafts-Konfliktberatungsstellen, die über eine gewisse Beratungsroutine verfügen, stehen der Situation nicht teilnahmslos gegenüber. Bei nahezu allen Beteiligten drängt sich früher oder später der Wunsch auf, das Mädchen in die eine oder andere Richtung zu beeinflussen. »Bitte sei vernünftig und treibe ab«, flehen einige Eltern, sofern sie einen Schwangerschaftsabbruch moralisch vertreten können. Andere drohen, die Tochter vor die Tür zu setzen. Oder sie drängen darauf, die Tochter möge die Schwangerschaft austragen, manchmal weil sie von religiösen Grundsätzen geleitet werden oder weil sie einen eigenen Kinderwunsch durch die Tochter verwirklichen wollen.

So menschlich, so nachvollziehbar die Reaktionen vieler Erwachsener auch sind: Eine Minderjährige sollte immer darin unterstützt werden, die Entscheidung für oder gegen eine Schwangerschaft selbst zu treffen. Auch wenn dies am Ende den Wünschen und Lebensplänen von Eltern, Lehrern, Betreuern und Beratern zutiefst zuwiderläuft.

Petra Winkler
Dipl. Soz. Päd. Sexualpädagogin
Mitarbeiterin Pro Familia Berlin

Landesverbände der Pro Familia, Deutsche Gesellschaft für Familienplanung, Sexualpädagogik + Sexualberatung e. V.

Hier kannst du dich nach Adressen von Beratungsstellen der Pro Familia in der Nähe oder direkt in deinem Wohnort erkundigen, an die du dich wenden kannst, wenn du ungewollt schwanger geworden bist.

Die Pro Familia-Beratungsstellen sind in der Regel anerkannt für die Durchführung der vor einem Schwangerschaftsabbruch vorgeschriebenen Beratung (§ 219 des Strafgesetzbuches bzw. § 9 des Schwangerschaftskonfliktgesetzes).

Bundesverband:
Stresemannallee 3
60596 Frankfurt/M.
Tel. 069/63 90 02
Fax 069/63 89 52

Baden-Württemberg:
Haußmannstr. 6
70188 Stuttgart
Tel. 0711/259 93 53 oder -54

Bayern:
Düsseldorfer Str. 22
80804 München
Tel. 089/306 11-285

Berlin (Beratungsstelle):
Kalckreuthstr. 4
10777 Berlin
Tel. 030/39 84-98 98

Brandenburg:
Gartenstr. 42
14662 Potsdam
Tel. 0331/740 83 97

Bremen:
Holterallee 24
28209 Bremen
Tel. 0421/340 60 60

Hamburg:
Kohlhöfen 21
20355 Hamburg
Tel. 040/34 33 44

Hessen:
Palmengartenstr. 14
60325 Frankfurt/M.
Tel. 069/44 70 61

Mecklenburg-Vorpommern:
Barnstorfer Weg 50
18057 Rostock
Tel. 0381/313 05

Niedersachsen:
Steintorstr. 6
30159 Hannover
Tel. 0511/30 18 57 80

Nordrhein-Westfalen:
Hofaue 21
42036 Wuppertal
Tel. 0202/245 65 10

Rheinland-Pfalz:
Schießgartenstr. 7
55116 Mainz
Tel. 06131/23 63 50/54

Saarland:
Mainzer Str. 106
66121 Saarbrücken
Tel. 0681/645 67

Sachsen:
Weststr. 56
09112 Chemnitz
Tel. 0371/355 67 90

Sachsen-Anhalt:
Richard-Wagner-Str.29
06114 Halle
Tel. 0345/522 06 36

Schleswig-Holstein:
Marienstr. 29-31
24937 Flensburg
Tel. 0461/90 92 6-20

Thüringen:
Bahnhofstr. 27/28
99084 Erfurt
Tel. 0361/643 85 14

www.profamilia.de

Schwangerschafts-Konfliktberatung wird oft auch von kirchlichen Organisationen angeboten, z. B. von der Diakonie oder der Caritas. Adressen und Telefonnummern findest du im örtlichen Telefonbuch.